Le travail, c'est la santé ?

Récits de vie. Santé et maladie

Cette collection regroupe des récits de vie et témoignages divers concernant la santé, la maladie et aussi la guérison.

Dernières parutions

Alban Plantin, *Lumbago. Le kiné qui ne savait pas soigner son propre mal de dos*, 2023.
Denis Langlet, *Vu de ma fenêtre. Témoignage d'un malade de Parkinson*, 2023.
Benoît Quinquis, *Voyage en Normalaisie. Le pays des gens « normaux » vu par un Asperger* suivi de *Dix signes infaillibles pour ne pas reconnaître un « Aspie »*, 2023.
Benjamin Glémot, *Sortir du silence. Témoignage d'un jeune sourd-implanté*, 2023.
Élizabeth Bougeois, *Paroles de soignantes en période de COVID-19. Les effets loupe de la crise sanitaire sur des pratiques et des ressentis*, 2023.
Maryse Stiernon, *Et maintenant, on fait comment ?*, 2023.
Micheline Thomas-Desplebin, Éléonore Sabarots, *Léo, lumineuse à jamais*, 2023.
Vincent Passerat-Palmbach, *Le petit patient*, 2023.
Marie-Christine Doux, *Fleur profane. Mes amours mystiques*, 2022.
Katouchka Van Ditzhuyzen, *La face cachée de l'inceste. De l'emprise à la femme libre*, 2022.
Gwenaël Bernard, *Charcot ou la vie, il faut choisir, Ligoté au diable*, 2020.
Catherine Klein, *Vivre avec la sclérose en plaques. Le sepien est un être humain comme tout le monde, ou presque*, 2018.
Patricia Zinte, *Vilaine Douleur, Chroniques d'une patiente très patiente,* 2018.
Bernadette Dathie et Galatée Dominique Hirigoyen, *Le destin de Pierre. Autour d'Alzheimer*, 2018.
Guillaume Alemany, *Les aventures de Kawi. Parcours d'un jeune Asperger*, 2017.
Michèle Bertone-Véronèse, *Huit mois en pyjama. Témoignage autour d'un lymphome*, 2017.

Catherine Bargibant

Le travail, c'est la santé ?

Dans la peau d'une soignante en burn-out

L'Harmattan

5-7, rue de l'Ecole-Polytechnique, 75005 Paris

http://www.editions-harmattan.fr

ISBN : 978-2-336-44076-7
EAN : 9782336440767

À mon fils Pierre-Antoine, pour son aide inestimable, son discernement et son intelligence émotionnelle.

À la mémoire de mon frère, Philippe Bargibant (†), que je n'ai pas pu accompagner comme je l'aurais souhaité.

À mes chats, boules d'amour et de tendresse.

« La plus grande victoire de l'existence ne consiste pas à ne pas tomber, mais à se relever après chaque chute. »

Nelson Mandela

SOMMAIRE

Guide des abréviations et des terminologies spécifiques

AAA : Anévrisme de l'Aorte Abdominale
ANFH : Association Nationale de Formation Hospitalière
ARS : Agence Régionale de Santé
BIASST : Bibliothécaires, Ingénieurs, Administratifs, Techniciens, Personnels Sociaux et de Santé des Universités
BU : Bibliothèque Universitaire
CEC : Circulation Extra Corporelle
CIREL : Centre Interuniversitaire de Recherche en Éducation de Lille
CNOI : Conseil National de l'Ordre des Infirmières
DE ou DEI : Diplôme d'État d'Infirmière
DGOS : Direction Générale de l'Offre de Soins
DGS : Direction Générale de la Santé
DHOS : Direction de l'Hospitalisation et de l'Offre de Soins
ECTS : European Credits Transfer System
EFS : Établissement Français du Sang
EPS : Établissement Public de Santé (Hôpital public)
ESD : Entretien Semi-Directif
ESI : Étudiant en Soins Infirmiers
FPH : Fonction Publique Hospitalière
GRP : Groupe de Recherche Paramédicale
HAS : Haute Autorité de Santé
HDJ : Hôpital De Jour
HCERES : Haut Conseil de l'Evaluation de la Recherche et de l'Enseignement Supérieur
IADE : Infirmier(e) Anesthésiste Diplômé(e) d'État
IBODE : Infirmier(e) de Bloc Opératoire Diplômé(e) d'État
IDE : Infirmier(e) Diplômé(e) d'État
IFCS : Institut de Formation des Cadres de Santé

IFSI : Institut de Formation en Soins Infirmiers
IRaMuTeQ® : Interface de R pour les Analyses Multidimensionnelles de Textes et de Questionnaires.
LMD : Licence-Master-Doctorat
ME : Mort Encéphalique
MMS : Le Mini-Mental State est un test d'évaluation des fonctions cognitives et de la capacité mnésique
NTIC : Nouvelles Techniques d'Information et de Communication
PACES : Première Année Commune aux Études de Santé
PEST : Patient Expert en Souffrance au Travail
PSP : Projet de Soins Personnalisé
PHRIP : Programme Hospitalier de Recherche Infirmière et Paramédicale
PU/PH : Professeur des Universités/Praticien Hospitalier est un statut de la fonction publique française d'État qui comprend les médecins, odontologistes, pharmaciens et scientifiques appartenant à la fois à une université et à un Centre Hospitalier Universitaire (CHU).
SEP : Syndrome d'Épuisement Professionnel
RésIDoc : Réseau des Infirmiers Docteurs
TICE : Technologies de l'Information et de la Communication pour l'Enseignement.
URSIB : Urgence, Réanimation, Soins Intensifs, Bloc opératoire

AVANT-PROPOS

Cet ouvrage est destiné à un large public. Le plus large possible. J'ai fait en sorte que mon livre ne soit ni trop spécialisé dans le domaine des soins, ni dans celui de la pédagogie afin que tous types de lecteurs s'y retrouvent.

Que les lecteurs intéressés, ou touchés par le burn-out, le lisent sera le cas le plus probable ; mais aussi, les personnes curieuses de découvrir la profession d'infirmière de l'intérieur, loin des représentations périmées ou graveleuses. Ce peut être aussi des collègues infirmières expérimentées avides d'un partage d'expériences professionnelles, ou encore les potentiels futurs candidats à un recrutement qui se fait de plus en plus pressant. Les candides et les curieux sont les bienvenus aussi. TOUS. La profession est peu bruyante et peu revendicatrice. Les applaudissements de bon aloi pendant le confinement ont été appréciés, ne crachons pas dans la soupe. Mais les risques de contamination quotidienne, le surcroît colossal du travail à abattre et l'engagement journalier des soignants n'ont rien dit de très précis sur leur activité réelle pendant la crise sanitaire de la COVID-19. Oui, oui, mine de rien, j'espère faire découvrir plus précisément la réalité de la profession d'infirmière au grand public, par le petit bout de la lorgnette, c'est-à-dire, depuis ma longue expérience de soignante. J'aurais pu raconter ma carrière à un autre moment plus propice, mais le véritable déclencheur de mon écriture a été l'arrivée dans ma vie personnelle d'un burn-out professionnel.

En effet, j'ai vite ressenti un besoin viscéral de raconter le tremblement de terre puissance 9 à l'échelle de ma santé. J'avais besoin de le chosifier, de le rendre réel à mes yeux, ne fût-ce que sur un papier. Je n'en reviens tellement pas ! Je me suis noyée dans un tsunami dévastateur. Il FAUT donc que je raconte car personne ne semble se rendre compte que je vis un exceptionnel chamboulement. Il faut dire que rien ne laisse soupçonner mon effondrement. J'ai seulement « *l'air fatiguée* » me dit ma voisine. Mon déni de cette maladie est probablement responsable de l'invisibilité relative de mon état, un peu comme le déni de grossesse rend le ventre plat à celle qui en est atteinte. Mais alors, comment raconter une situation, à première vue, inénarrable ?

C'est bien moi ça ! … M'attaquer à l'irréalisable. C'est tout moi aussi d'avoir le sentiment de pouvoir faire fi de l'impossible. Je commence modestement à écrire sur un carnet acheté pour l'occasion. J'écris dans mon canapé, appelé *Morphlée*, association cynique de « Morphée » et de « morflé ». À ce moment-là, je suis fière de réussir à écrire à la main. Tout n'est pas fichu. Mes neurones se réveilleraient-ils d'entre les cendres encore fumantes ? 25 pages déjà… jetées sur le papier, presque vomies ! C'est truffé de fautes d'orthographe, de syntaxe et de mots qui n'existent pas. Mais bon, je ne m'en rendrai compte que quelques mois plus tard.

Écrire va me permettre de graver dans le marbre des bouts de ma vie dont certains prennent le large subrepticement. J'oublie énormément de choses, de la plus futile à la plus grave. Si je me rends dix fois d'affilée dans mon garage et que j'oublie dix fois ce que je viens y chercher, il est probable que de mon cerveau malade oubliera ce que je suis en train de vivre. Ma mémoire d'éléphant est grillée semble-t-il. Alors, il FAUT vite que je marque, que j'écrive, que j'imprime ma pensée, pour ne pas que mon présent et mon passé ne soient gommés de mes souvenirs.

Mais, mon attention s'envole très vite au point de ne plus réussir à lire ou à écrire. Une ligne à la fois… Parfois, aussi mes yeux se ferment ou ma vision devient floue et un peu fluorescente. Les lettres sont éblouissantes comme les phares des voitures dans la nuit. Je ne distingue plus que des ombres de mots. En revanche, quand j'essaie d'écrire, je constate un mieux-être émotionnel palpable. D'ailleurs, les psys de tout poil rencontrés en ce début de thérapie m'encouragent à l'écriture à visée thérapeutique. Ça tombe bien, je veux guérir par tous les moyens !

J'enrage, épuisée et inquiète de mon état. Je suis réduite à m'affaler toute la journée dans les bras de *Morphlée*. Il nous accueille, mon chat et moi, devant la télé ; cette dernière et le félin tiennent les deuxième et troisième rôles de mon récit.

Après une des consultations en médecine du travail du début, je fais un crochet fatiguant par la librairie. J'y achète un livre intitulé *Réussir son burn-out* [1]. Le titre me fait rire. Je perds mes neurones mais pas mon sens de l'humour. C'est le premier livre d'une longue liste traitant du sujet que j'achète. Mes fonctions de formatrice et de jeune enseignante-chercheure m'ont habituée à utiliser des stratégies de recherche d'informations pour comprendre des phénomènes humains étranges ; aujourd'hui, mon burn-out. Je me sens moins isolée, plus informée quand je lis les autres « burn-ouatés[2] ». Leurs témoignages écrits me rassurent. Je les dévore autant que mon cerveau me l'autorise. Je constate néanmoins que leur convalescence est très, très, très longue. J'y trouve des récits synthétisés de plusieurs années. Qu'à cela ne tienne, j'essayerai de

---

[1] *Le Bars, C., & Molinier, P. (2022). Réussir son burn-out : Récits de résistantes. Voir en fin d'ouvrage pour les références précises.*

[2] *Selon l'expression utilisée (et inventée ?) par Candice Deroni, C. (2022). Au cœur du burn-out : Un témoignage pour mieux comprendre.*

mieux faire ! … Ça encore, c'est tout moi que de tenter de réussir mieux que les autres !

Aussi, je contacte les PEST (Personne Experte en Souffrance au Travail) par téléphone car j'aimerai échanger de vive voix avec des personnes dans mon état. L'une me conseille une psycho-cure, l'autre les groupes de parole ; toutes m'encouragent et me vantent les bienfaits de l'écriture sur leurs avancées thérapeutiques. Il n'en faut pas plus pour que je recopie mes vingt-cinq pages sur mon ordinateur, au chômage technique depuis ma soutenance de thèse et la fin de la pandémie de COVID-19.

Hop-Hop-Hop! C'est parti mon Kiki !

INTRODUCTION

Après avoir raconté mon effondrement du 10 mai 2022 et le jour qui a suivi dans une première partie, la deuxième a été de montrer comment mon activité professionnelle est en cohérence avec mon besoin profond de « prendre soin » des autres… Se succéderont les expériences riches et palpitantes que j'ai eu la chance de vivre depuis mon Diplôme d'État d'Infirmière en 1984 jusqu'à mon entrée à l'École des Cadres de Santé en 1995. Cette vie-là n'a pas été de tout repos mais elle est en harmonie avec mon engagement fort et avec mon caractère « tout feu, tout flamme ». J'y relate aussi mon désir d'enseigner le « prendre soin » aux étudiants ayant la même appétence que moi d'aider les autres… ou de les mettre en appétit pour le faire ! Enfin, j'expose comment j'ai voulu faire reconnaître ma profession du mieux que j'ai pu, par différents moyens que j'avais pensés efficaces. Naïvement, j'imaginais que des diplômes universitaires, dont une thèse de doctorat pour couronner le tout, auraient suffi.

J'entends déjà certains managers peureux se mettre à l'abri en faisant la réflexion suivante :

— Tout le monde ne fait pas un burn-out ! Il existe des prédispositions individuelles ! sous-entendant que l'organisation psychique des individus en fait des sujets prédisposés au syndrome d'épuisement professionnel. Encore plus pervers, ces propos induisent aussi que, si ça cloche, les individus ne font pas ce qu'il faut, ou qu'ils sont faibles, ou encore, qu'ils sont mal organisés… ! Dès maintenant, je tiens à mettre les choses au point fermement en référençant mon propos d'auteurs experts en la matière. Ils sont tous d'accord pour affirmer que c'est faux et archi-faux ! Certes, des chercheurs essaient bien d'identifier les personnalités fragiles, toxiques, perverses, masochistes ou autres, ce qui tend à psychologiser le syndrome d'épuisement professionnel. Pourtant, Marie Pezé[3] affirme que le burn-out est « la rencontre entre une organisation du travail spécifique et une organisation psychique spécifique »[4]. Pascale Molinier[5] décrit le profil de la plupart d'entre nous :

« Ce sont des bosseuses, des fonceuses, des scrupuleuses qui refusent de laisser les autres dans la panade (...) elles font passer tout le monde avant elle (...) au point qu'on imagine même plus que la vie puisse avoir une autre couleur ou saveur que celle de l'endurance et de l'acharnement ».

Les caractéristiques ci-dessus permettent de décrire le profil des « burn-ouatés ». Tant mieux pour leurs employeurs ! D'ailleurs, qui serait assez fou pour embaucher des fainéants non investis ou des « je-m'en-foutistes » sans scrupules toujours en train de surveiller l'horloge ?

Donc, je propose au lecteur de garder en tête ce que cette autobiographie tendrait à faire oublier : la dimension sociale et la part organisationnelle de la souffrance au travail. Malgré moi, ces causes socio-organisationnelles se devinent dans le récit mais je ne les développe que très

---

[3] *Marie Pezé, psychanalyste et docteure en psychologie, est l'initiatrice de la première consultation « souffrance et travail » en 1996. Elle travaille au CNAM, avec C. Dejours, à la chaire de « Psychanalyse, santé et travail » depuis 2016.*

[4] *Pezé, M. (2022). Prévenir et soigner le burn-out : Pour les nuls.*

[5] *Pascale Molinier, professeure de psychologie sociale à l'université Sorbonne Paris Cité, en préface de : Le Bars, C., & Molinier, P. (2022). Réussir son burn-out : Récits de résistantes. Paris, France : Ères.*

peu. Pourtant, elles sont déterminantes dans mon aventure avec le burn-out. Si je ne m'étais pas frottée à une organisation aussi toxique pour moi, je pense honnêtement ne pas avoir eu à vivre les affres du burn-out. Ce nouvel environnement de travail, intégré volontairement et avec enthousiasme, s'est révélé être à un million d'années-lumière de mes valeurs de soignante et de pédagogue. Aussi, n'oublions pas que ma petite histoire personnelle n'est pas généralisable, ni à d'autres personnes fussent-elle d'un profil semblable au mien, ni à d'autres organisations de travail.

Ensuite, dans une troisième partie, je décrirai MES symptômes, ainsi que leurs conséquences sur ma vie. Non pas de façon désincarnée comme dans les livres de médecine, mais grâce à MES nombreux signes cliniques de burn-ouatée. Je ferai état du handicap quotidien que représente de vivre avec un burn-out à la patte. Certes, ce récit est plutôt amusant car les situations vécues sont souvent cocasses ; mais les séquelles que je subis me désavantagent et me placent en position d'infériorité.

Dans la quatrième partie, je raconterai ma longue prise en charge en thérapie, notamment celle menée dans un établissement dédié à la souffrance au travail : PsyPRO. Celui-ci m'a d'abord apaisé et permis de récupérer très très progressivement une partie de mes capacités cognitives. Ensuite, j'ai appris à modifier mon rapport à l'activité *in vivo*, c'est à dire, en m'exerçant dans la vraie vie pour ensuite en rendre compte aux professionnels de santé qui m'ont accompagné. Je considère cet accompagnement humain comme fondamental à mon rétablissement. Enfin, cette thérapie intensive multifocale a fait resurgir des souvenirs de l'enfance. Le déni s'est alors déchiré très progressivement, laissant entrevoir des explications à mon acharnement pugnace de vouloir « prendre soin » des autres. Trop, trop fort, excessivement fort… C'est la partie la plus longue, déséquilibrant un peu la totalité de l'ouvrage.

Dans la dernière partie, j'exprimerai mes doutes et mes inquiétudes concernant ma guérison. Serais-je guérie ? Serais-je encore en convalescence à l'édition de ce livre ? Ou en rémission ? La résilience, phase théorique de ma prise en charge thérapeutique, a-t-elle sonné à ma porte ? Pas sûr… Et si le burn-out avait tendance à se chroniciser ?

Je tiens à préciser que la plupart des noms et des lieux ont été changés afin de flouter la réalité tout en respectant mon histoire de vie. Pas la peine d'attiser les vieilles querelles de clocher en citant le nom des clochers. Aussi, certains évènements intimes ont été volontairement retirés ou modifiés pour ne pas blesser mon entourage. En effet, la thérapie intensive dont j'ai bénéficié a eu un effet bénéfique sur ma personne, mais les changements que j'ai dû entreprendre pour faire face au burn-out sont lourds de conséquences personnelles mais aussi, ils impactent mon cercle familial et amical. Quelques « détails » ont été aménagés pour les rendre plus tolérables pour les uns et les autres. Pourtant, certaines personnes seront immanquablement blessées ou irritées par mon récit. Le maintien dans le texte des détails potentiellement blessants, signifie qu'ils sont constitutifs de mon identité et de ma réalité. Du coup, pas de négociation possible pour les retirer. Ce livre est donc un récit « autobiographique » puisque j'en suis le personnage principal.

J'ai davantage l'habitude d'écrire des documents académiques comme des thèses, des articles, des publications scientifiques avec le réflexe de référencer solidement mon propos. Vous l'aurez surement déjà repéré dans cette introduction. Je ferai mon possible pour ne pas encombrer la lecture de références trop nombreuses. Certains passages mentionnent les noms et les ouvrages des auteurs auxquels je me réfère. Ils sont listés dans une bibliographie à consulter à la fin de l'ouvrage avec les références utiles pour se les procurer. Dans mon récit, les notes de bas de page sont donc, soit des définitions, soit des explications nécessaires à la compréhension des situations de soins, ou encore, les références des auteurs afin de légitimer mes propos quand ils ont besoin de l'être.

Première partie
La chute

Chapitre 1

Le 10 mai 2022 à 10 heures

Le 10 mai 2022, j'arrive à la faculté de médecine entre 7h15 et 7h30, avant tout le monde, comme j'en ai pris l'habitude, depuis presque trente-huit ans de travail. Les infirmières se lèvent tôt ! Pourtant, ici, à la faculté de médecine, tout commence à vivre vers 9h. Même si je suis fatiguée, je préfère garder ce *timing* de lève-tôt, m'accrochant, comme une moule à son rocher, au seul repère identitaire disponible dans cette immense structure encore mystérieuse pour moi. J'investis donc « mon » bureau de 70 m² avec terrasse alors que les femmes de ménage terminent leur travail de nuit dans les longs couloirs de la fac. Ce bureau est magnifique, voire luxueux... Il possède un écran géant et toute la technologie qui va avec. Deux canapés au design épuré séparent la partie « travail/réunion » et la partie « cuisine/détente ». Il a l'apparence d'un bureau enviable. Malheureusement, sur la porte de ce « bureau » est écrit : « Salle des enseignants ».

En effet, je ne suis pas toujours seule dans ce « *bureau/salle des enseignants* ». Parfois, des surveillants d'examen y viennent avec leurs sachets de copies et leurs sujets d'examen sous scellés. D'autres fois, je retrouve des plateaux-repas restés dans leur emballage en carton. Certains auront été mangés, d'autres ont du mal à entrer dans « ma » poubelle à papier ; d'autres fois encore, ils seront engloutis en ma présence, sans même un mot d'excuse ni accord préalable, par des personnes que je connais pourtant. Ces personnes appartiennent au corps des BIATSS[6]. Heureusement, aujourd'hui à 7h15, personne ne viendra fumer sur « ma » terrasse.

C'est embêtant cette promiscuité forcée et aléatoire. Parfois, il se passe des journées entières durant lesquelles je ne vois personne entrer. Dans ces moments-là, j'oublie que je n'ai pas vraiment de bureau.

Qu'à cela ne tienne, je m'adapte ! En raison de l'absence de bureau fermant à clé, j'ai investi une partie de mon modeste traitement dans une valise Trolley à roulettes. La valise à roulettes est devenue mon vrai bureau. Elle contient tout ce que contient habituellement un bureau, c'est à dire, les papiers/crayons, dossiers à l'étude, post-it et autres trombones ! Elle protège d'un vol éventuel mon ordinateur portable personnel, ainsi que ses accessoires de recharge. Les roulettes m'évitent de porter mon attirail de travail dans cet immense établissement.

J'ai pris mes fonctions au titre ronflant de directrice à mi-temps des études d'IPA[7]. J'ignore d'où vient ce terme de « directrice des études ». Les professions soignantes sont très légiférées. Mais, à ma connaissance, on n'appelle pas pompeusement « directrice des études » la personne qui forme le binôme[8] que la loi prévoit pour organiser le déroulement de la formation. Ce binôme est « composé d'un personnel sous statut enseignant et hospitalier et d'un infirmier intervenant dans la formation ». Quid alors de cette appellation ? D'où vient-elle ?

---

[6]*BIATSS : Depuis septembre 2010 l'acronyme officiel pour les personnels non enseignants de l'enseignement supérieur est BIATSS (Bibliothécaires, Ingénieurs, Administratifs, Techniciens, personnels Sociaux et de Santé).*

[7]*Lire partout : Infirmier en Pratique Avancée.*

[8]*Article 8 de l'arrêté du 18 juillet 2018 relatif au régime des études en vue du Diplôme d'État d'Infirmier en Pratique Avancée.*

De plus, la profession d'infirmière en pratique avancée est un nouveau type d'exercice infirmier depuis l'été 2018. Ce nouveau métier n'est pas une spécialisation de la profession d'infirmière (IADE, IBODE ...), ni une promotion professionnelle comme celle de cadre de santé. L'infirmier exerçant en pratique avancée « dispose de compétences élargies, par rapport à celle de l'infirmier diplômé d'État »[9]. Ces compétences élargies sont légitimées par un diplôme d'état d'infirmier en pratique avancée. La fonction que j'occupe est donc une création de poste. Je suis très fière de l'occuper. Ma motivation pour faire grandir et prospérer ma profession est très forte. Quel honneur et quelle fierté ! Selon le doyen, ce serait même un « poste stratégique » !

En acceptant ce poste à mi-temps à la faculté de médecine, j'accepte aussi de cumuler un autre mi-temps ; celui que j'occupe depuis 22 ans à plein temps : le poste de cadre infirmier formatrice à l'IFSI[10] de l'hôpital. Mais, j'assure aussi une troisième activité sous la forme de vacations universitaires dans la discipline de mon doctorat, c'est-à-dire, les sciences de l'éducation.

Malgré tous mes diplômes, je suis recrutée en qualité d'enseignante contractuelle du second degré, un mois après la rentrée universitaire 2022. Ce statut, bien inférieur à mes qualifications, permettrait de prendre en compte financièrement mon ancienneté hospitalière et mon doctorat. Sauf que je travaille pour l'université de médecine, pas dans un lycée-collège du second degré. Bizarre non ? Une directrice des études dans une faculté embauchée comme un professeur de lycée/collège ?

---

[9] *Art. R. 4301-1 du décret du 18 juillet 2018 relatif à l'exercice infirmier en pratique avancée.*

[10] *Lire partout : Institut de Formation en Soins Infirmiers.*

J'aurai dû me méfier. Ma responsabilité supplémentaire de « directrice » n'y est financièrement pas reconnue. Ça aurait dû me mettre la puce à l'oreille. Hélas, le travail des infirmières n'est toujours pas rémunéré à sa juste valeur ; ce n'est pas une nouveauté. Mais, qu'à cela ne tienne... Je verrai plus tard.

Plus tard aussi, je soulèverai ce qui concerne la fonction d'enseignant-chercheur à laquelle je peux légitimement prétendre car je suis docteure, qualifiée maître de conférences en sciences de l'éducation. La mission de recherche n'est pas inscrite dans le profil du poste en question. Je le sais et le regrette. Qu'à cela ne tienne... J'espère une prochaine évolution de mes missions.

Bref, il est 7h50 maintenant, le 10 mai 2022. Comme la bonne élève que j'ai toujours été, j'ai sorti studieusement ma trousse, mes parapheurs et mon *MacBook Pro*® personnel. J'ai demandé un autre ordinateur à la secrétaire, dite pédagogique, avec qui je travaille mais elle semble apprécier ni mon poste, ni ma présence, ni ma requête. Olive Dufeu me répond : « Un ordinateur ? ... mais vous en avez déjà un, non ? », retournant à ses innombrables préoccupations plus administratives que pédagogiques.

J'ai quand même tenté de solliciter l'excellent service informatique de cette faculté mais, après de nombreuses errances logistiques, j'y ai renoncé cinq mois plus tard. Je ne détaillerai pas, au risque de perdre des lecteurs en route, mes mésaventures numériques, ni mes péripéties administratives et financières afin d'obtenir un salaire pour le moins équivalent à mon salaire de cadre de santé de la fonction publique hospitalière. Silence aussi sur mes difficultés pratico-pratiques pour, par exemple, ouvrir les portes d'ascenseur à ma valise à roulettes avec ma carte multi-service non programmée pour ce type de service...

etc. Les services « support », bien que compétents, ne semblent pas toujours outillés pour répondre à mes problématiques matérielles un peu originales.

Le point le plus douloureux est que le secrétariat est plus qu'hostile à ma présence. Pourtant, je pense devoir collaborer étroitement avec ces personnes qui s'occupent de la formation des IPA ; étroitement mais à distance, car mon « bureau » se situe à plusieurs centaines de mètres du secrétariat pédagogique. Dès ma prise de poste, je ressens du rejet, de l'hostilité et une volonté implicite de m'écarter. Par exemple, je demande où je peux manger le midi dans cet établissement. Olive Dufeu me répond :

— Au Restaurant Universitaire !

Le ton est si péremptoire que je n'ose pas demander à quoi sert la salle de repos équipée d'une salle à manger et d'un four micro-ondes, juste à côté de son bureau. Néanmoins, je re-re-pose la question plusieurs fois ; la réponse est la même, l'agacement en plus. Suis-je *persona non grata ?* Je me sens seule ici… et je le suis.

Qu'à cela ne tienne, il y a la B.U ! Seule cette bibliothèque universitaire est un espace dans lequel je me sens accompagnée. En plus, elle est magnifique avec ses demi-niveaux et sa clarté. D'ailleurs, l'architecture de cette faculté rend heureux et fier d'y évoluer. Les étudiants en médecine ne s'y trompent pas. La B.U est bondée de 8h à 23h, même le dimanche. On y sent le travail intensif, l'apprentissage et le professionnalisme. J'aaaa-doo-re ! Malgré une affluence soutenue, il n'y a pas un bruit. Du coup, quand des personnes squattent, sans le savoir, « mon » bureau, j'aime à venir travailler là, au milieu de cette jeunesse studieuse et concentrée. Le fonds documentaire concernant les infirmières, et les Infirmières en Pratique Avancée en particulier, est assez pauvre mais, qu'à cela ne tienne, ne suis-je pas là pour proposer des lectures et des auteurs ? Le personnel de la bibliothèque est chaleureux et semble, lui, très intéressé par mes suggestions.

Il est 8h, ce 10 mai 2022, quand je lis les nombreux mails qui sont tombés depuis la veille à 21h. Je lis mes mails jusqu'à tard le soir afin de m'avancer pour le lendemain et ne pas accumuler les retards. Je m'apercevrai que je disposais au total de six boîtes mails quand j'ai voulu les fermer. En effet, le psychiatre me conseillera de ne plus utiliser les outils numériques pour soulager ma charge mentale. Quelle fatigue que de les consulter toutes, chaque matin et chaque soir, voire plus !

Ce 10 mai 2022, l'odeur des croissants en train de cuire à la cafétéria de la fac m'indique qu'il est près de 9h15. D'habitude, cette bonne odeur me donne faim. Aujourd'hui, une nausée inquiétante me soulève le cœur. Bizarre pour la gourmande que je suis. J'ai à peine fini de consulter mes courriels. Leur contenu est fatigant à lire car peu intéressent la formation IPA. L'un d'entre eux attire pourtant mon attention : Aujourd'hui serait le jour des partiels de l'unité d'enseignement : « Raisonnement clinique infirmier ». Je bondis. J'ai une sueur froide. La directrice des études est au travail depuis deux heures et elle ignore que « ses » étudiants IPA vont composer sur l'évaluation d'un enseignement dit cœur de métier ! Est-ce que je dispose de toutes les informations ou serais-je déjà inattentive pour ne pas l'avoir vu ? Aurais-je des trous de mémoire ? Je file au secrétariat, accompagnée de ma valise à roulettes. On m'y salue à peine. Le service minimum de l'amabilité à mon égard est en place. Ont-elles peur que je leur demande encore de faire des photocopies ? À ce jour, je ne parviens toujours pas à lancer des photocopies moi-même depuis mon ordinateur portable car aucun département ne peut/veut accueillir mes impressions ! Les freins logistiques et budgétaires que je tente de résoudre au quotidien laissent rêveur. Les freins relationnels relèvent d'un autre très gros dossier. Olive Dufeu m'a prévenue :

— Il ne faut pas parler avec les secrétaires. Si vous avez quelque chose à demander, il faut passer par moi !

Je me demande véritablement si c'est une blague. Mon humour cynique ne fait qu'un tour. Je souris car je m'imagine implorant, à genou :

— Pourriez-vous me photocopier ma fiche de paie, s'il vous plait, maîtresse ?

Faudra-t-il que je mette mon mouchoir sur ma rétrogradation au rang d'aide secrétaire pédagogique ?

Il est 9h35, ce 10 mai 2022, et j'attends poliment au secrétariat la fin de la conversation des trois secrétaires. J'évalue mon attente patiente à six ou sept minutes. Ma tête tourne. La colère ? L'humiliation ? Une maladie ? Je me sens de moins en moins bien. Optimisant mon attente, j'ai même le temps d'envoyer une demande de rendez-vous par mail à la médecine du travail afin de signaler mon trouble sans pour autant savoir le décrire. Enfin, elles ont fini. J'apprends par Anne-Geneviève, une jeune secrétaire, que les futures Infirmières en Pratique Avancée s'apprêtent à plancher sur leur examen. Je cours dans l'amphithéâtre se situant dans un établissement voisin pour tenter de comprendre pourquoi je ne suis pas au courant de cette évaluation. Heureusement, l'enseignante qui procède à l'examen est une ex-collègue formatrice. Elle m'explique qu'enseignant le raisonnement clinique infirmier, elle organise son évaluation à une date imposée par le planning des études mutualisée avec une autre formation. Elle corrigera l'ensemble et rendra les notes aux fameuses secrétaires qui les enregistreront dans un logiciel auquel, bien sûr, je n'ai pas accès.

Malaise grandissant.

Pas accès aux notes des étudiants ? Quelle est la place de la directrice des études là-dedans ? Quelles sont mes missions ? Qui suis-je au fond ? Pourquoi je me sens figée, et surtout, empêchée d'avancer dans ce poste pourtant qualifié de stratégique ?

A cet instant, je prends conscience que la complexité du dispositif de formation IPA ne pourra pas être appréhendée aussi facilement. Malgré un travail intensif d'éclaircissement qui m'a mobilisé bien des week-ends, malgré des efforts pour rassembler les différents documents et contenus, je ne parviens pas à saisir la logique de ce programme hyper surchargé dont je ne trouve pas le fil conducteur. Est-ce moi qui perds la tête ? Est-ce la lourdeur administrative des enseignements mutualisés qui rend toutes modifications impossibles ? Que se passe-t-il dans l'ingénierie de cette formation ? Pourtant, j'entends les plaintes des étudiants au sujet des enseignements : « Trop, trop de cours de médecins ! » ou aussi « Pas assez de réflexion sur le cœur de métier ». Outre les plaintes, j'entends aussi l'intérêt qu'ils portent aux contenus des cours. Ce sont des professionnels matures et experts ! Ils veulent de l'utilisable, du concret. Ils demandent à exercer en sécurité, et surtout, en toutes compétences, puisqu'elles se veulent élargies. Ils ont une conscience professionnelle en béton armé. Globalement, ils sont inquiets pour leur exercice professionnel à venir. Un projecteur est braqué sur cette nouvelle profession élargissant les compétences des infirmières. Elle ne fait pas l'unanimité. Mais, je ne peux faire qu'écouter ces plaintes car je suis moi-même incapable de trier, de mettre de l'ordre et de la cohérence dans les enseignements. J'en ai un peu honte d'ailleurs. Je ne connais pas les contenus dispensés par un nombre considérable de professeurs surbookés par leurs activités de soins et leurs responsabilités médico-universitaires.

Pas d'accès aux notes, pas d'accès aux contenus des cours ? Les bras m'en tombent le 10 mai 2022 à 9h45. J'en arrive au constat suivant : seuls les étudiants infirmiers en pratique avancée possèdent les contenus des cours déjà dispensés.

Malgré un recrutement minutieux, en présence des doyens, des vices-doyens de l'époque et de mon binôme, ce poste ne semble pas correspondre à ce que l'on peut imaginer, ou en tout cas, à ce que moi j'imaginais. Malgré lecture et relecture de mon profil de poste, je me pose encore cette question : quelles sont mes missions exactes ? Tout se bouscule. Vingt et un ans d'expérience en pédagogie, un doctorat en sciences de l'éducation, je vacille sur mes bases. Je ne peux pas prendre connaissance ni des notes, ni des contenus de la formation que je suis censée diriger ? On marche sur la tête non ?

Qu'à cela ne tienne... j'ai un plan ! Comme toujours, je rebondis. Les contenus, je vais les récolter, çà et là, auprès des deux premières promotions d'étudiants. Les étudiants semblaient enthousiastes à l'idée de rassembler, structurer ces nouvelles études sur une plate-forme accessible à tous : le Moodle de la fac. J'avais commencé à travailler avec l'une d'entre elles, sous l'œil réprobateur de la secrétaire *pédagogique.*

— Il est évident que ce n'est pas aux étudiants de…

L'évidence est un piège de la pensée, chère Madame ! … Surtout pour ceux et celles qui n'y entendent rien en pédagogie ! Ce jour-là, je l'avais interrompu fermement en réunion de bureau. Quels diplômes l'autorisent à proférer ce genre de lieux communs ? Qui est-elle, Olive Dufeu, pour contredire mon expertise pédagogique ? A-t-elle une autre solution pour trouver ces p… de contenus de cours ?

Je ne terminerai jamais ce travail colossal mais indispensable.

Les larmes me montent aux yeux dans cet amphi où je retrouve les étudiants dont la présence donne un sens à mon poste. Mon malaise se dissipe un peu. Je ne ressens pas leur stress de l'examen... juste leur enthousiasme nerveux. Ils m'émeuvent ces collègues investis et engagés dans une formation encore à construire, malgré leurs charges familiales. Ce sont des collègues oui. Eux aussi, cherchent à innover, à améliorer la qualité des soins aux patients, à faire avancer notre belle profession d'infirmière en intégrant ce nouveau cursus. Quand je suis parmi eux, je me sens à ma place. Il me semble qu'ensemble, nous faisons corps. Ils sont la pierre angulaire sur laquelle repose mon ambition pour la profession. Sans eux, je rends mon tablier ! Dans le brouhaha fébrile d'un amphi d'examen, les étudiants IPA sont en attente des sujets quand je reçois alors un appel de la médecine du travail. Je sors de l'amphi oubliant ma valise à roulettes et mon sac à main au milieu des locaux. Les larmes me montent aux yeux. Il pleut mais je ne sens pas les gouttes. Tant mieux, il fait sombre ; les étudiants retardataires ne verront pas mes larmes. L'infirmière du travail, elle, a entendu mon discours saccadé, mes mots étouffés par les bouffées d'angoisse, ma pensée décousue. Elle me dit :

— Là, ça ne va pas Madame ! Il faut venir nous voir ou aller voir votre médecin !

Je ne me souviens plus de toute notre conversation. Très professionnelle, elle me conseille de rentrer chez moi. Rentrer chez moi ? Même l'idée me surprend. Elle insiste en me répétant plusieurs fois de rentrer. Mais pourquoi faire ? Que ferais-je chez moi, seule avec mon chat ? Elle me demande alors si je suis venue en voiture. Question piège ! Je suis bien obligée d'admettre que je ne sais plus. Ai-je pris le bus 58 qui me dépose devant la faculté ? La valise à roulettes m'aurait-elle suivi dans ce bus ? Non, ce n'est pas possible... Je pense que je suis venue en voiture.

Mais où est-elle garée alors ? D'ailleurs, où est mon sac à main ? Où sont mes clés… Et où est mon *MacBook Pro*® ?

… Rentrer chez moi ? Pourquoi ?

Parce que le 10 mai à 10 heures, mon cerveau se met en veille, comme un téléphone portable déchargé. Il n'y a même plus de *qu'à cela ne tienne*, car rien ne tient plus. Tout devient flou et ma vie semble se déliter sous la pluie.

Chapitre 2

Le jour d'après...

Pourtant, je rentre chez moi. Et oui, je conduis ! Si j'avais été dans mon autre poste, c'est-à-dire, à l'IFSI, mes collègues m'auraient défendu de conduire. Prudentes et bienveillantes, elles m'auraient probablement raccompagné. Mais là, à la faculté, je suis seule. Personne ne voit mon état... Pas même moi !

Rentrée chez moi, je ne me souviens plus bien mais je gare ma voiture devant la maison. Je dors tout l'après-midi, il me semble. A mon réveil, je consulte, nerveuse, mon agenda et je compte le nombre d'épreuves orales qui m'attendent le lendemain à l'IFSI. Non, non ! Je ne peux pas leur faire ça ! Demain je serai là, fidèle au poste. Je suis fiable ! ... et compte le rester ! Une bonne nuit de sommeil et il n'y paraitra plus. J'ai la chance d'avoir un sommeil facile et réparateur. Beaucoup de mes amis me l'envient. Je peux m'endormir partout, probable héritage de mes nombreuses astreintes d'urgences chirurgicales et des postes en 3/8 d'antan. Mais, ça... C'était avant ! ...

Car, le lendemain, c'est la catastrophe ! J'ai, certes, dormi mais je me suis dans un flou inquiétant. Il me semble plus raisonnable de prendre l'autobus dans cet état que je qualifierais presque d'ébrieux. J'arrive à l'IFSI très tôt. Dès 7h30, les candidats aux épreuves orales se succèdent toutes les quinze minutes. Très vite, je constate que je ne les écoute plus après la troisième phrase. Je fais alors répéter les étudiants mais mon cerveau n'imprime plus leurs propos. À la fin de l'épreuve, je parviens difficilement à écrire l'appréciation que je dois rendre. Le jury est souverain... mais inattentif. Que se passe-t-il ? Je pense aux étudiants et à l'équité des résultats. Il n'est pas correct qu'un jury comme moi évalue le raisonnement d'un étudiant alors qu'il ne possède plus lui-même la capacité de raisonner. J'ai très peur. J'appelle mes collègues au secours. Elles me remplacent, augmentant encore leur charge de travail à elles. Je débute à ce moment-là une phase assez longue de culpabilité. Alertée, ma direction me conseille d'aller à ce rendez-vous proposé par le médecin du travail la veille. Je l'avais refusé car il correspondait à un créneau réservé aux épreuves orales. Re-culpabilité. Je m'absente vers 14h, en pleines épreuves orales, furtivement, en rasant les murs comme si j'étais coupable de haute trahison. Je dois me rendre au service de médecine du travail, derrière la mairie, à côté de l'église Saint Sauveur.

Comme toujours, j'ai peur d'être en retard. Je prends le métro car je n'ai pas pris de voiture, ce matin. Heureusement ! Arrivée à la gare en métro, bizarrement, je ne sais plus quel trajet il faut emprunter pour se rendre jusqu'à cette église Saint-Sauveur que je connais pourtant très bien. Je me perds. Je fais le tour à pied de l'immense mairie. Je suis perdue. Je stresse. Je ne parviens pas à faire marcher ce p… de Waze ! Ma vision n'est pas nette. J'essaye de retrouver le mail du service de « Santé au travail » pour téléphoner et les prévenir que je serai en retard mais je ne vois pas mon écran. Que se passe-t-il ? … Je suis, probablement, dans un cauchemar et je vais me réveiller ! Je me ravise. J'essaye de me raisonner. Je connais cette ville comme ma poche. Pourquoi ne pas réussir à trouver l'endroit ?

Nous sommes le 11 mai 2022 et je ne trouve pas l'église Saint-Sauveur.

Un temps indéterminé s'écoule. Je marche. Enfin, je pense être au bon endroit. Il y a plusieurs sonnettes près de la porte. Laquelle choisir ? Tout choix me paraît insurmontable. Je sonne et re-sonne mais je n'entends pas le petit bruit qui ouvre la porte à distance. Je panique et secoue la porte… qui s'ouvre très facilement.

Dans le cabinet du médecin du travail, je vis l'enfer de la confusion mentale sans m'en rendre compte car je ne comprends pas pourquoi le médecin du travail veut m'arrêter et m'empêcher d'assurer les vingt-et-une soutenances de Master 2 qui m'attendent dans quelques jours. Pourtant, l'inaptitude au poste est actée. Mes réponses aux questions du médecin du travail ne semblent pas l'étonner. Sobrement, elle me dit :

— Vous avez tous les facteurs de risques psychosociaux (RPS) qui mènent au burn-out.

Elle poursuit :

— Il faut absolument aller voir votre médecin traitant et vous extraire en urgence de ce milieu.

Je reste stupéfaite. Je lui rétorque vivement :

— C'est impossible ! J'ai envie d'essayer encore… finir l'année au moins ? Et surtout, ne pas laisser tomber les formateurs et les étudiants !

Bienveillante mais factuelle, elle dit :

— De toute façon, vous voyez bien que vous ne savez pas travailler ! Il a fallu vous remplacer pour les épreuves orales !

Ah oui, c'est vrai.

— Mais…

— Vous n'arrivez plus à conduire, ni à trouver votre chemin pour venir jusqu'ici ! Ajoute-t-elle, patiente.

Je me résous sans vraiment me résoudre. Je dis « oui » avec la tête mais je dis « non » avec le cœur au docteur.

Je prends très volontiers mon premier rendez-vous avec un psychologue du travail. Je sens bien que j'ai besoin d'aide car il y a quelque chose qui cloche dans mon raisonnement. Les trois séances proposées me permettront de sortir un peu du déni de ma situation d'inaptitude pour burn-out. Je remercie d'ailleurs tous les acteurs de cette organisation pour leur prise en charge coordonnée, mais surtout, pour leur humanité, leur patience et leur bienveillance face à mon aveuglement.

Le médecin traitant ne me prescrit que quinze jours d'arrêt-maladie car je négocie une reprise de vingt-quatre heures pour assurer trois soutenances de mémoire à l'IFSI. La négociation est acceptée à la condition de prolonger mon arrêt pour trois semaines supplémentaires juste après. J'accepte le deal. En effet, les travaux d'initiation à la recherche de ces étudiants-là me sont familiers car je les ai accompagnés pendant de longs mois. Je pense pouvoir les rassurer par ma seule présence physique. Ils n'ont pas à pâtir de mon état.

En annonçant par mail mon absence aux autres examens de fin d'année universitaire, la culpabilité s'attaque à mon thorax et l'empêche de se distendre normalement. J'adorerais aborder le sujet du sentiment de culpabilité qui m'étouffe avec le psychologue du travail lors de la séance suivante. Pourtant, je prends le problème à l'envers. La façon dont j'aborde ma culpabilité avec lui montre mon état d'esprit d'alors. En réalité, je n'aborde pas mon malaise à lâcher mes deux/trois postes en pleine période d'examen mais je demande au psychologue de trouver une solution :

— Que me conseillez-vous de faire pour réussir à lire sept mémoires de Master 2 chaque jour pendant trois jours consécutifs dans mon état ? Comment m'y prendre selon vous ?

Il me répond en haussant les épaules :

— Je pense que personne ne peut faire ça… Si ?

J'entrevois dans ses yeux, une idée. Je lis dans ses pensées... ou je les interprète ?... Noooon... Pas lui ! Je pense qu'il pense que je pourrais ne pas les lire. Et si je ne les lisais pas !?... Et si personne ne les lisait ! Je le devance mais il n'a encore rien dit... et peut-être même rien pensé. Je lui crie presque :

— C'est IM-POS-SI-BLE ! Faire ça c'est renoncer à soutenir la toute jeune recherche en soins infirmiers qui a besoin de ces travaux... C'est faire fi des sujets très pertinents et dont l'utilité sociale ne fait aucun doute... C'est se moquer de ceux qui les ont écrits et ne pas respecter le travail acharné de ces étudiants hyper investis et motivés ! Vous savez, ce sont des adultes... Ils ont dû faire face à de nombreux sacrifices affectifs et familiaux pour mener de front leur exercice professionnel d'infirmier, leurs études, l'écriture de ce mémoire et leur vie de famille ! Si, en plus, leurs mémoires d'initiation à la recherche ne sont pas lus, ni exploités à la hauteur de leur valeur...

Je ne sais pas comment j'ai réussi à débiter tout ça, tant mon thorax se comprime et ma gorge se serre. J'enrage de penser à cette injustice. Moi aussi, je connais ces sacrifices cornéliens entre l'écriture d'un mémoire et sa famille dans le cas d'une reprise d'études tardive. Je pleure de rage. Le psychologue semble stoïque malgré mes débordements. Je souffre tellement de devoir renoncer pour inaptitude au travail. Je me sens tellement coupable de ne pas être cette infirmière fiable que j'ai essayé d'être durant toute ma carrière.

Deuxième partie
Mon engagement professionnel

Chapitre 3

Infirmière je suis, infirmière je resterai

Infirmière diplômée d'État depuis 1984, j'ai exercé ma profession dans plusieurs services d'URSIB, c'est-à-dire d'Urgence, Réanimation, Soins Intensifs et Bloc opératoire. Dès le début de ma carrière, j'étais attirée par ces services que je trouvais prestigieux. Ils représentaient un challenge pour moi. Allais-je réussir à y faire face ? Étais-je digne de ces services très techniques ? Je sentais bien que le diplôme est comme le permis de conduire, un permis de soigner qui demande à être mis à l'épreuve de l'expérience.

Pourtant, j'ai postulé à l'hôpital public, à reculons, sous la pression de mon compagnon et de ma famille qui trouvaient sécurisant de devenir fonctionnaire hospitalier. En effet, je travaillais déjà depuis quelques mois en intérim et j'adorais ça. Le travail était incertain, mais un sentiment de liberté jamais ressenti auparavant, me faisait accepter des missions originales et variées.

Lors du rude hiver 1984/85, j'ai remplacé une infirmière libérale (IDEL) bloquée en Suisse, prisonnière des cols exceptionnellement enneigés. J'appréciais la tournée, de patient en patient, dans la belle campagne valenciennoise devenue impraticable cet hiver-là. C'était un défi que d'accepter cette mission pour la jeune infirmière, et aussi, jeune conductrice que j'étais. D'ailleurs, j'étais véhiculée par le mari de l'IDEL, pédicure bovin au chômage technique en raison des intempéries. Il semblait rassuré de me servir de chauffeur. J'aimais me sentir utile aux villageois, bloqués à leur domicile. Ils me montraient leur reconnaissance de faire les tournées en l'absence de leur IDEL, malgré les congères et le froid glacial. Dans presque chaque maison, une bassine remplie d'eau bien chaude, avec un savon neuf et une serviette propre m'attendaient pour me laver les mains, avant et après les soins. Parfois, je ressortais avec des poireaux, de la confiture ou des pommes de terre. Un jour, j'ai reçu une volaille vivante comme cadeau de la part d'un patient diabétique insulinodépendant. Face mon désarroi, il a deviné qu'il allait devoir la tuer avant de me l'offrir. Je l'ai donné à ma mère, ravie d'avoir un poulet bio (et mort) à manger. Moi, citadine, je n'aurais pas mangé cette bestiole que j'avais connue de son vivant !

Il m'est arrivé de me sentir bien seule comme infirmière libérale. Une situation me reste en mémoire, presque quarante ans plus tard. Je devais poser une perfusion d'hypotenseur à une fermière très âgée. Plus très consciente, peu réactive, la dame était alitée et veillée par toute la famille. Avant de poser la perfusion, je prends l'initiative de mesurer sa tension artérielle. Sa tension était bien en dessous de 10, presque imprenable. Je décide de contacter le médecin traitant, avant d'administrer le traitement qui aurait aggravé son état, voire accéléré son décès. Il a fallu expliquer à la famille de cette agricultrice les raisons de mon choix. Son fils semblait suspicieux devant une jeunette comme moi ; en revanche, sa fille, fataliste, comprenait. Mais surtout, il a fallu, sans téléphone portable à cette époque, réussir à contacter le médecin traitant. Les routes étaient glissantes, la lumière de fin de journée insuffisante pour battre la campagne à sa recherche. J'avais très peur que la patiente, visiblement en fin de vie, ne décède sans la perfusion... mais aussi avec ! La famille aurait pu m'attribuer sa mort en raison de ma prise de décision, heureusement, validée par le médecin quelques heures plus tard. L'exercice libéral expose à l'isolement, et donc, demande une certaine autonomie, soutenue par de solides connaissances cliniques et pharmacologiques.

J'ai accepté bien d'autres missions. Elles me faisaient parcourir le département dans tous les sens, parfois plusieurs fois par jour. Par exemple, je faisais des nuits (21h-7h) dans une entreprise d'hydrocarbure à Dunkerque et des après-midi (13h-21h) à Lens. Le week-end, je partais dans l'Avesnois, où je me retrouvais à remplacer l'infirmière en titre, partie Dieu sait où. Dans ce tout petit hôpital de campagne, je logeais pour le week-end dans une chambre aveugle, sombre et très bruyante la nuit. Toujours éveillée vers minuit, je demandais alors à la garde de nuit, surveillant les quelques patients, sous couvert de ma présence, d'éteindre ce bruit de moteur. Elle s'exclama les deux mains sur les hanches avec un bon gros accent local :

— Ben, j'peux pas ! Y'a des macchabées là-dedans !

J'ai donc dormi deux nuits dans « l'antichambre de la mort ». Il fallait bien se reposer car l'agence d'intérim me demandait d'assurer le lendemain, lundi, le poste de journée (8-17) dans une petite maison de retraite.

Cette agitation et ce rythme me convenaient. J'ai toujours apprécié l'activité, voire l'hyperactivité. Le travail est fatiguant mais offre aussi certains bénéfices secondaires. L'excitation des déplacements et du travail soutenu me font me sentir utile, donc fière. Je m'y sentais bien. J'avais vingt-et-un ans et la fatigue n'avait pas de prise sur moi.

Hélas, cette vie incertaine, et non conforme aux usages, va me contraindre à devoir en changer. En mai, j'ai envoyé une demande d'emploi dans un immense hôpital. Seules les grandes structures sont capables d'offrir les postes d'URSIB. Reçue rapidement, j'ai immédiatement postulé pour le service de réanimation que je considérais comme le plus lourd et le plus apprenant. En effet, en début de carrière, j'avais besoin d'apprendre encore beaucoup pour pouvoir faire face à toutes sortes d'urgences vitales. Déçue, j'ai été envoyée en alcoologie. Pourtant, je garde un excellent souvenir de l'expérience psychiatrique qui m'a permis de devenir une infirmière « à la double culture », c'est-à-dire, aussi bien à l'aise en soins infirmiers psychiatriques qu'en soins infirmiers somatiques et techniques.

Six mois plus tard, j'accède enfin à un poste en réanimation respiratoire/accueil des urgences SAMU. Là-bas, chaque jour est imprévisible et donc, stimulant. Mais, les gardes, astreintes et nuits sont aussi fatigantes. Elles infligent à la famille proche et aux amis, des absences, des retards, des repas de famille écourtés ou annulés à la dernière minute. Je m'en fichais. Je n'avais pas encore d'enfant. Je vivais « juste » avec le père de mon futur fils. Il m'avait dit, précautionneux :

— Si tu es enceinte, promets-moi de changer de service, hein ?

J'acceptais, compréhensive et flattée de sa sollicitude. C'était déjà un bon père !

J'adorais cette vie en réa, trépidante et inattendue. Elle me paraissait tellement hors normes et pleine d'aventures ! Certes, la mort rôde souvent dans ces services, mais je m'y suis toujours sentie en sécurité grâce à la présence constante des collègues, médecins et infirmières. Les appareils de surveillance facilitent le travail et sont rassurants pour tous. Les patients admis en réanimation y jouent souvent la dernière carte d'un mauvais jeu. La mort reste l'ennemie numéro 1, traquée, envers et contre tout, avec pugnacité. Je pensais y apprendre des soins techniques, mais j'y ai trouvé beaucoup d'humanité, de soins relationnels, mais aussi, beaucoup de situations qui ont questionné mon éthique des soins. Là-bas aussi, j'ai des souvenirs vivaces et forts. J'ai l'impression que je les ai vécus l'année dernière tant ils sont présents dans ma mémoire. Que d'émotions !

Les patients hospitalisés « chez nous » devaient montrer patte blanche, ou plutôt gaz du sang effondré et/ou cœur arrêté. La réa, il fallait la mériter ! Le prix de journée était déjà colossal et les chances de survie assez minces. Certes, faible et aléatoire, l'espérance de vie était bien réelle tout de même. Cependant, le confort de vie des patients en réa, lui, était très pénible humainement parlant. De nombreuses questions éthiques ne manquaient pas de se poser ! Parfois, des décisions médicales nous semblaient abusives dans un sens comme dans un autre. Les équipes débattaient beaucoup autour de l'éthique des soins, mais aussi l'éthique de la vie. Beaucoup de progrès ont été faits depuis, mais je ne souhaite à personne un séjour en réa !

À cette époque-là, les mineurs silicosés[11] étaient encore nombreux. Au fil du temps, ils vieillissaient et disparaissaient progressivement. En hiver, ils revenaient régulièrement en détresse respiratoire. Jusqu'au jour où leurs poumons n'en pouvaient plus d'expectorer la poussière du charbon. Alors, nous les perdions, usés, au bout du rouleau, mais tellement courageux d'avoir affronté les soins en réanimation lors des hivers précédents, leur

---

[11] *La silicose, aussi connue sous le nom de maladie du mineur, est une maladie qui touche les poumons et qui est due à l'inhalation de poussières de silice. La silicose se manifeste après dix à trente ans d'exposition. Elle provoque une dégradation progressive et irréversible des capacités respiratoires, suite aux inflammations chroniques et à la multiplication des fibroses pulmonaires.*

permettant de vivre sous oxygène à domicile pour une année supplémentaire.

En hiver aussi, arrivaient parfois des familles entières, intoxiquées par le monoxyde de carbone[12]. Certaines survivaient, d'autres non, laissant orphelins et/ou parents endeuillés. Je me souviens d'un couple intoxiqué dans un appartement près de mon domicile d'alors. Le mari de vingt-six ans était mort dans son sommeil, intoxiqué par son chauffage défectueux. Sa compagne de vingt-quatre ans, encore vivante, a été réanimée sur place, puis transportée *in extremis*. Elle a été plongée dans le coma profond de la dernière chance. Je me sentais proche de cette patiente car j'aurais pu être à sa place. Ils habitaient au-dessus du magasin de mon boulanger. L'espoir de la voir se réveiller était très faible. Plusieurs fois, l'idée d'arrêter les soins pour cause de mort encéphalique a été émise par l'équipe médicale. Nous marquions, au feutre noir, en haut et à droite du tableau orange des prescriptions médicales : « NTBR » ou « Ne pas réanimer » ou « Not To Be Reanimed ». Ces lettres étaient destinées aux réanimateurs et aux équipes de soins de nuit qui auraient pu garder un espoir vain de s'acharner inutilement. Cette jeune femme arrivait au bout des possibilités thérapeutiques réanimatrices. Son seul avenir possible était d'aller finir ses jours dans un service dit de « plantes vertes » sur la côte. Que cette expression est laide et sans espoir ! Mais, c'était pourtant la réalité. Il n'y avait plus d'espoir ou presque. Son âge et sa beauté nous faisaient pitié et attendrissaient le cœur blindé des réanimateurs. Un jour, lors du tour du matin, le chef de

---

[12] *Le monoxyde de carbone (CO) est un gaz incolore, inodore, toxique et potentiellement mortel qui résulte d'une combustion incomplète, et ce quel que soit le combustible utilisé : bois, butane, charbon, essence, fuel, gaz naturel, pétrole, propane. Il se diffuse très vite dans l'environnement.*

service décida de la débrancher de son respirateur, avec l'intention pédagogique, de montrer aux étudiants en médecine le test de l'hypercapnie. Ce test[13] n'était pas que pédagogique, il voulait confirmer, ou pas, la mort encéphalique afin de prendre la *bonne* décision pour cette jeune femme. Je restais avec la patiente, l'œil rivé sur l'horloge, pendant que le tour continuait de chambre en chambre. Quel stress de savoir si une chance de survie existait encore pour elle. Je la stimulais vivement, sur le ton d'un coach sportif :

— Allez !!! Respire ma belle ! On est avec toi ! Respire ! Allez... Allez !

Après quinze minutes, un léger réflexe apparu, levant faiblement sa poitrine. Je préviens de la bonne nouvelle en criant dans le couloir. YEEESSS !!!! Toute l'équipe arrive souriante. Le chef, tempérant l'enthousiasme général, prévint :

— Tout doux… Elle n'est pas encore sortie !

Je la rebranchais au respirateur pendant que l'interne augmentait l'oxygène à 100% pendant quelques minutes.

La patiente demeura stable les jours d'après, mais ne présenta pas de signe de réveil apparent. Un midi, en entrant dans sa chambre, j'eus le sentiment d'une présence. « C'est bizarre ça ! », pensais-je. Je file en parler au chef de service qui se moqua, devant toute l'équipe, en disant :

— Soit vous êtes en hypoglycémie Catherine... soit une collègue a ajouté du genièvre dans vos cafés !

Quelques heures plus tard, elle bougea les doigts. Elle se réveillait doucement les jours suivants et partit rapidement en rééducation. Frustrée de ne plus avoir de

---

[13] *Lorsque les critères neurologiques de mort cérébrale sont réunis, l'absence de ventilation spontanée doit être confirmée par le test d'apnée de quinze à vingt minutes avant d'engager les examens neurologiques circulatoires ou électriques.*

ses nouvelles pendant un an, mais soumise au secret professionnel, je demandais faussement évasive au boulanger s'il avait de ses nouvelles. Il me répondit :

— Vous l'avez loupée de peu ! Elle vient de passer chercher sa demi-baguette il y a trente minutes !

Je le regarde, hébétée. Mes yeux se mouillent. Je fais un effort surhumain pour ne pas partager ma joie avec lui. Quand j'ai gloussé, entre éternuement et cri de surprise, le boulanger a dû s'imaginer que j'étais allergique à la farine.

Comme si c'était hier, je me souviens aussi de ce boucher de quartier de ma ville. C'était une force de la nature, grand comme un géant et fort comme un Turc. Même intubé et ventilé, l'équipe sentait bien qu'il avait un tempérament à l'image de son aspect corporel. Je ne me souviens plus de la pathologie exacte pour laquelle il avait « atterri » en réa. S'il avait été amené par le SAMU, faisons-leur confiance, il devait être proche de l'arrêt respiratoire. Il était très instable sur le plan respiratoire ; tantôt en hypoxie[14], tantôt en hypercapnie[15]. En surpoids, son sevrage du respirateur était encore plus problématique. Un jour, le chef de service lui proposa de rester au fauteuil, demi-assis, pour la nuit afin d'augmenter ses chances de respirer seul, sans le respirateur. Ce soir-là, j'entamais ma semaine de nuit (21h/7h). Très vite, j'observais une agitation chez ce patient, pouvant signifier un défaut ventilatoire avec hypercapnie. D'ailleurs, ce

---

[14] *L'hypoxie est une diminution de la concentration d'oxygène dans le sang.*

[15] *L'hypercapnie est une augmentation pathologique de la concentration du gaz carbonique dans le sang. Les signes suivants font évoquer la présence d'une hypercapnie : céphalées, flapping tremor, somnolence jusqu'au coma, désorientation, confusion, hypertension artérielle, vasodilatation cutanée, hypercrinie (sueurs, hypersialorrhée, encombrement).*

géant suait à grosses gouttes. Il cherchait, de sa force herculéenne, à arracher ses sondes pourtant attachées solidement : sondes urinaire, gastrique et sonde d'oxygénothérapie. J'essayais de l'en empêcher en maintenant plus serrés ses liens déjà en place sur le fauteuil. Je lui expliquais mon geste en sachant que l'hypercapnie le rendait confus, voire délirant. Quelques minutes plus tard, il se leva comme un diable sorti de sa boîte, malgré les liens et le fauteuil. Il s'écroula sur moi qui procédais, à genou, au recueil de ses urines. Je me sentais oppressée sous son poids de colosse. Je m'inquiétais autant pour lui que pour moi. Je me mis à crier :

— Au secours !!! Chambre 10 ! d'une voix la plus puissante possible. Ma collègue de nuit arriva en vitesse. Elle s'esclaffa devant le spectacle de ce monsieur, à cheval sur moi, en train de m'écraser sous son poids. Je lui avais protégé la tête pour éviter qu'il ne se cogne sur les pieds du fauteuil retourné, cerise sur le gâteau de cette étrange pyramide. La scène devait être psychédélique... même une nuit de pleine lune !

Le patient revint nous voir souvent pour nous remercier de nos bons soins, et s'excuser de ses réactions violentes. Puis, il mourut, dans la chambre 10, lors d'une ultime détresse respiratoire. Malgré tout, je garde une petite pensée émue pour ce gentil colosse venu soutenir les équipes de réa avec des chocolats et quelques saucissons. Elles en avaient bien besoin, les équipes...

Le manque de personnel a toujours été un problème dans les professions de santé. Même en réanimation, avant certaines lois régissant la surveillance des patients de réa, le manque de personnel était chronique. Il devenait crucial en période de congés annuels, d'épidémies de gastroentérite ou de grippe. Même malades, nous venions travailler. Un jour, j'ai fait un début d'œdème de Quincke à cause d'un antibiotique traitant une cystite récidivante. Un des patients, intubé et ventilé, donc aphone, m'avait regardé avec tellement d'effroi dans le regard que j'eus le réflexe d'aller me regarder dans son miroir posé sur sa table de nuit. Arf ! Mon visage était gonflé et mes yeux presque fermés par l'œdème. Le chef de garde, ce week-end-là, me prescrit un anti-inflammatoire puissant. Je repris mon travail quelques minutes plus tard, bien obligée d'assurer mon poste. Nous faisions souvent fi des « petits » problèmes de santé pour ne pas aggraver le manque aigu de soignants.

Je me souviens aussi d'une telle pénurie de personnel que nous n'étions que deux infirmiers pour les trois services de réa. Comble de malchance, ce dimanche après-midi là, nous avons dû faire face, mon collègue et moi, à plusieurs arrêts cardiaques en même temps dans les trois services différents. Nous nous appelions par l'interphone qui diffusait dans l'ensemble du service :

— Un collègue est attendu à l'aile Ouest pour un arrêt cardiaque !

Ce jour-là, nous avions dû appeler à l'aide quatre ou cinq fois par l'interphone central. Bien sûr, aucun renfort ne venait. Nous n'étions que deux infirmiers dans ce service de 3 x 12 lits. Seul l'interne de garde accourait, débordé lui aussi. Nous avons fait face du mieux possible dans une ambiance de médecine de guerre. L'interne de garde lui, faisait ce qu'il pouvait, trop occupé pour appeler un réanimateur sénior entre deux massages cardiaques ! Les aides-soignants paraient au plus pressé, en ce jour de visites, notamment pour préserver les familles de la vue des gestes de réanimation. Ces gestes sont violents, rapides, et parfois, désespérés. Tout le monde a fait beaucoup plus que son travail dans ces conditions d'extrême pénurie.

Pourtant, l'ambiance était bonne et joyeuse. Certains Noëls ont été bien plus *fun* que les traditionnels repas familiaux. Les blagues et surprises étaient régulières. Elles nous distrayaient des situations terribles qui étaient notre quotidien. Quand l'urgence de la réanimation était vide de patients et que les « toxiques[16] » étaient transférés dans des services adéquats ou sortis, nous inventions des blagues plus ou moins inspirées des situations de réa. Certains collèges ayant oublié de ramener la tarte promise étaient enfermés dans des sacs de linge vides (et propres) ; d'autres étaient mouillés dans les auges de lavage des mains.

Un jour, toute l'équipe, assise en pause-goûter, a été témoin du geste désespéré d'un patient brulé, transporté en hélicoptère vers un hôpital parisien. Au décollage de l'hélicoptère, une silhouette humaine toute noire s'est jetée dans le vide, concluant définitivement une tentative de suicide par immolation. Nous étions sans voix et sans mots devant la présence incongrue de ce patient gravement brulé dans les airs, à quelques mètres de nos fenêtres. Pourtant habitués aux horreurs des AVP, suicides et autres drames humains, les professionnels présents ce jour-là restèrent abasourdis un long moment. En fin de journée, encore sous le choc, une espèce de vent de folie a soufflé sur la réanimation. Les blagues de carabins nous aidaient souvent à décompresser. Ce samedi soir, nous avons imaginé l'arrivée d'une patiente, soi-disant brulée lors d'un barbecue mondain chez le professeur R. Tout

[16] *Ce que nous appelions « toxiques » était les patients qui avaient ingurgité des médicaments toxiques pour mettre fin à leurs jours, le plus souvent. Il s'agissait parfois de toxicomanes ayant frôlé l'overdose. N'ayant pas de lits appropriés pour ce type de patients, ils étaient placés dans des lits de fortune ou des brancards, dans le couloir très animé de la réanimation à la queue leu leu, en attendant leur transfert et/ou sortie.*

l'hôpital craignait les colères du Professeur R., même les médecins, et a *fortiori*, les internes. L'accueil, de mèche avec nous, annonçait l'arrivée professorale comme imminente. Les aides-soignantes, fébriles, s'agitaient dans tous les sens pour préparer une chambre destinée à cette invitée malheureuse du professeur. Mais aucune chambre n'était libre. Elles paniquaient d'avance. Nous, nous nous étions cachés pour me recouvrir de bandes Velpeau® et pour simuler une intubation et des voies veineuses factices. Sous les bandes, je riais toute seule de l'agitation provoquée. Surexcités par la blague, les collègues m'ont amenée par erreur dans une chambre en cours de désinfection au formol où j'ai failli étouffer sous les vapeurs agressives. Arroseur arrosé, je suis vite sortie de là en courant à la surprise de l'équipe. La volonté d'en finir avec la vie est parfois très profondément enracinée au dedans de l'être humain, comme lors du double suicide. Rien ne peut l'en extraire. Un brin de folie fait du bien quand la mort devient à ce point inéluctable.

Un autre jour, un nouvel interne, un brin méprisant, a été l'acteur principal d'une autre blague. Il était tout petit dans sa blouse blanche bien trop grande pour lui. Il portait des tongs. En cet été caniculaire, dans les bâtiments en préfabriqué, la chaleur était torride. Il nous signale sur un ton désagréable et condescendant :

— Je vais aller à l'entrée de l'hôpital C. Si l'état d'un patient s'aggrave, bipez-moi tout de suite !

Noooon ?... Il nous prend pour des gamines, le superman en tongs, tout droit sorti d'un épisode de la *clinique de la Forêt-Noire* ! En une seconde, un collègue vexé, décroche le téléphone et fait le numéro de l'entrée de l'hôpital C. Amraoui, le garde de nuit de l'entrée, géant musclé comme un taureau, répond. Mon collègue l'avertit de l'arrivée d'un *toxique* violent qui a volé une blouse de médecin. Il lui dit d'un ton grave et alarmiste :

— Fais gaffe à toi ! Il est shooté... il pense qu'il est médecin... Si tu peux, ramène-le... ou au pire, empêche-le de sortir car il a peut-être volé dans la pharmacie !

Riant sous cape, nous allons à la rencontre du couple piégé. Au loin, l'*interne* criait à qui voulait l'entendre :

— Je suis le nouvel interne de réa ! Lâchez-moi !

Amraoui, tout sourire, tenait l'*interne* en hauteur, par son col, d'une seule main ; ses petites jambes battaient dans le vide. Il avait perdu une tong. Une fois reposé sur la terre ferme par le garde de nuit, il s'est réajusté et a fini par rire de bon cœur... Amraoui ne nous en a pas tenu rigueur, ravi de s'être montré utile et efficace.

Mais, oui... Il avait raison le futur père. Ce service, malgré une bonne ambiance, n'était pas de tout repos. Je cherchais alors, sur la bourse des emplois vacants, un autre poste moins épuisant et sans horaires trop contraignants avant d'arrêter la pilule.

J'ai postulé au bloc opératoire de chirurgie cardiaque avant même de savoir que j'étais enceinte. J'ai persuadé le futur père du calme relatif de ce service de chirurgie réglée. J'y ferais un peu moins d'horaires en 3/8. J'avais « oublié » de lui parler des nombreuses chirurgies d'urgences. Pour les astreintes de week-end et de nuit, j'avais argumenté mon choix sur la base de la rémunération substantielle des astreintes. L'affaire était entendue car nous venions d'acheter une maison à rénover d'urgence.

J'arrivais dans ce service alors que la grande grève des internes commençait, en 1987. Les interventions de chirurgie cardiaque nécessitent habituellement la présence de sept personnes au minimum dans un bloc opératoire :

- Le médecin anesthésiste/réanimateur et l'infirmier anesthésiste (IADE) qui, chacun à leurs niveaux, administrent l'anesthésie générale et surveillent l'état hémodynamique du patient avant, pendant et après la CEC[17],

- Les cardio-perfusionnistes sont des professionnels de la santé (IDE ou IADE le plus souvent) qui contribuent au bon déroulement des différentes étapes de la CEC proprement dite, de la surveillance biologique et hémodynamique du patient, mais surtout, du bon fonctionnement de l'appareil de CEC, également connue sous de « pompe d'assistance cardio-respiratoire ».

- Le chirurgien, aidé d'un(e) interne en chirurgie, est secondé par l'infirmière instrumentiste qui donne les instruments nécessaires, préparés minutieusement en amont. Son rôle est de suivre l'intervention afin d'anticiper la demande des opérateurs, ces derniers pouvant rester concentrés sur le geste opératoire. Ces trois personnes forment l'équipe chirurgicale stérile, habillée de sarrots, de gants stériles, de masques et de chapeaux. Ce sont les personnes les plus proches du site opératoire. Elles doivent donc répondre aux critères d'une asepsie plus que rigoureuse.

- L'infirmière *circulante*, appelée aussi, *panseuse*. Elle sert d'intermédiaire entre le matériel stérile destiné à l'intervention et l'équipe chirurgicale stérile composée des 3 personnes décrites plus haut. Elles sont appelées aussi « ouvre-boîte ». Ce terme est très réducteur et peu flatteur. En effet, sans panseuse, pas d'intervention possible.

---

[17] *La circulation extracorporelle (CEC) est un dispositif qui, en dérivant la circulation sanguine en dehors du corps (extracorporelle), va shunter le cœur et les poumons. Ceci va permettre d'arrêter ces organes et de vider le sang du cœur pour permettre la réparation nécessaire.*

Si une hiérarchie existe dans un bloc opératoire, tous ses membres sont les maillons formant une chaine humaine qui se brise si l'un des maillons est absent. En l'absence d'interne, nous avions réparti nos fonctions de façon consensuelle : j'aiderais le chirurgien en prenant la place de l'interne absent. C'était tout à fait jouable et compatible avec mon niveau d'apprentissage. En plus, je n'entrais pas encore dans l'effectif des infirmières. Dans ce cas de figure, le chirurgien me donnerait alors des explications plus précises pour le bon déroulement de l'intervention. En effet, déprogrammer ce type d'intervention potentiellement vitale pour le patient est toujours risqué pour lui.

Ce jour-là, toute l'équipe a deviné que j'étais enceinte. En effet, je me sentais au bord du malaise dès que la table d'opération était inclinée vers moi. Le patient et la table appuyaient alors sur mon ventre. Sans se démonter, le « patron » tournait la table de l'autre côté en disant :

— C'est normal... La table d'opération et le patient appuient sur votre veine cave... Ce n'est pas grave !... Continuons !

Il avait sans doute raison le « patron », jovial et rassurant, du haut de son expertise de pionnier de la chirurgie thoracique ! Je n'allais pas remettre en doute ce ponte de la chirurgie cardiaque qui recevait régulièrement au bloc, son camarade de promotion, Christian Cabrol. Moi, je serrais les fesses, le col de l'utérus et le périnée. D'ailleurs, devant le thorax ouvert du patient, je n'allais pas faire ma chochotte. Les patients nous font confiance. « Je remets ma vie entre vos mains » disent-ils parfois avant que le sommeil anesthésique ne les emmène loin du bloc opératoire.

Le futur papa ne sera jamais au courant de la grève des internes, de mes stations debout prolongées, ni de mes malaises.

J'aimais ce service où chaque jour est une aventure périlleuse pour les équipes... et, parfois, pour les patients d'ailleurs ! Si la chirurgie n'est pas une science exacte, la chirurgie cardiaque l'est encore moins. Les aléas sont nombreux et les patients opérés sont souvent très malades du cœur... ou d'ailleurs ! En effet, leurs antécédents sont parfois lourds. Pour certains, l'intervention est le seul moyen de continuer à vivre à peu près normalement. Ce n'est pas rien ! Les victoires sont innombrables, mais les décès « sur table » restent plus nombreux qu'ailleurs. Comme en réanimation respiratoire, la mort rôde. Ici aussi, nous la traquions tous sans relâche, quels que soient nos postes respectifs. Ce bras de fer contre la mort donne parfois, chez certains, un sentiment de toute-puissance qui frise la mégalomanie. Connaissez-vous cette devinette bien connue dans les blocs opératoires ?

— Quelle est la différence entre Dieu et un chirurgien ?

— Dieu n'opère pas !

Est-ce bien raisonnable de se prendre pour plus fort que Dieu ? Un peu de cette toute-puissance débordait sur nos responsabilités respectives. C'est tellement bon de se sentir utile ! Nous en profitions tous. Même si de cuisants échecs sont constatés, le sentiment de faire reculer la mort est valorisant. Ce peut-il qu'il ne devienne addictif au point d'oublier sa santé physique et psychologique ? J'ai été le témoin d'un engagement extrême de la part des certains médecins ou chirurgiens. Ils ne s'écoutaient pas, eux non plus ! Quand ma collègue de bloc opératoire m'a téléphoné un samedi matin pour m'annoncer le décès de notre chef de service de cinquante-six ans, j'étais bouleversée… et pourtant, pas étonnée. Nous travaillions souvent ensemble. Il avait écrit que « mon égalité d'humeur était précieuse à tous » sur ma fiche annuelle d'appréciation. J'étais fière d'être appréciée pour cette qualité. Mais, à quel prix, muselais-je mon humiliation ou ma colère pour rester facile à vivre et concentrée ? Pas envie de chipoter devant ce grand chirurgien qui avait perdu de son précieux temps pour rédiger cette appréciation flatteuse dans l'avion qui l'amenait visiter un éminent confrère aux États-Unis. Moi, de mon côté, j'appréciais sa présence sécurisante, lourde de sens à titre professionnel, mais aussi, personnel. En effet, son ascension sociale me fascinait. Quel courage pour ce fils de mineur immigré polonais d'avoir réussi à s'élever jusque-là ! À lui tout seul, sa réussite récompensait, à mes yeux, tous les immigrés, fuyant la misère, pour avoir une deuxième chance hors de leur patrie. Dans mon enfance, j'avais souvent été témoin de la nostalgie de ma grand-mère regrettant son départ de Pologne. Elle était souvent triste. Je pense qu'elle remettait en question son choix d'avoir immigré. Souffrir de pauvreté, du mal du pays, d'isolement et de racisme en France en valait-il la chandelle ? Sa mélancolie silencieuse me touchait, voire me gênait. Elle était le prix à payer pour voir ses enfants et petits-enfants réussir socialement. L'ascension sociale de ses descendants était probablement la récompense de son abnégation d'immigrée. Notre chef de service, que certains appelaient *Bob*, me signifiait qu'elle avait fait le bon choix, ma petite grand-mère cardiaque au cœur insuffisant. Du coup, je me sentais proche de cet homme. Une connivence invisible me liait à lui, comme il en existe chez les rameurs d'une même galère.

Un après-midi où il nous demandait de nous dépêcher pour ne pas louper son avion, je me souviens m'être permis de lui conseiller de ralentir son rythme effréné, avant que sa secrétaire « ne le retrouve mort dans son bureau », avais-je exactement prédit. Ma petite voix marchait bien... pour les autres ! Malheureusement, ma prophétie, lancée comme une boutade, se réalisa. Une nuit, il a été emporté par un infarctus massif. Les quelques alertes des mois précédents n'avaient pas réussi à le faire s'arrêter d'opérer, de voyager pour diffuser son savoir, en acquérir de nouveaux, d'encaisser les *jetlags,* de présider des sociétés savantes et autres instances hospitalières. J'avais un peu plus de trente ans. Lui avait cinquante-six ans, mais son rythme, sa rapidité et son planning surchargé réussissaient à fatiguer même les plus jeunes d'entre nous. Il nous soumettait involontairement à la même pression que lui. La pression et le stress semblaient être son shoot et son moteur. Le moteur a calé, une nuit d'octobre 1996, le jour même de la célébration de la 300eme transplantation cardiaque de notre service à laquelle il m'avait invitée la veille, lors d'une de mes visites au bloc. Je n'y travaillais plus, mais il restait « mon » service, tant il avait fait partie de ma vie. Mais surtout, l'ambiance y était chaleureuse et humaine, à quelques exceptions près. J'y suis restée presque dix ans. Au plus j'y devenais experte, au plus je prenais plaisir à y travailler. Combien de souvenirs forts et d'émotions sont venus resserrer les liens entre tous les membres de cette équipe inoubliable ? Certes, la transplantation cardiaque, en plein essor, renvoyait un signal prestigieux sur l'hôpital qui rayonnait aussi sur les équipes d'humains. Mais, au quotidien, la vie était rude et fatigante. Plus avant, j'évoquais de sacrifices familiaux lors de reprise tardive d'études, mais, même dans son exercice routinier, la profession d'infirmière demande de nombreux sacrifices dans la sphère personnelle.

Par exemple, lors d'une de mes premières astreintes de nuit et de week-end, nous étions partis, en famille, assister au mariage d'amis proches, le « bip » bien allumé dans ma pochette en satin doré. Nous avions pris deux voitures et vérifié scrupuleusement la distance d'avec l'hôpital. Toujours sans téléphone portable à l'époque, j'avais promis de téléphoner en fin d'après-midi pour prendre la température de l'activité chirurgicale. Quand j'ai parlé avec ma collègue, juste après le vin d'honneur, j'ai cru qu'elle essayait de me faire peur en blaguant. Trois blocs « tournaient » encore et une famille d'Anglais victime d'un grave choc frontal sur la route, était annoncée par le SAMU. Toute l'équipe attendait la relève avec impatience. Avant d'être relayés, les collègues préparaient tout le matériel pour opérer la maman anglaise, atteinte d'une rupture de l'isthme aortique[18]. Par ailleurs, une greffe cardiaque semblait s'annoncer également.

Je m'éclipsais de la cérémonie rapidement et discrètement. Blanche et Bernard couperont le gâteau sans moi. Ils auront le temps de partir en voyage de noces et de revenir, avec tout le travail qui m'attendait au bloc ! Sur la route, je repassais dans ma tête, le matériel nécessaire, la technique qu'allait probablement employer le « patron ». Je révisais aussi les quelques mots d'Anglais qui me permettront d'offrir un accueil personnalisé à la jeune femme blessée. Hélas, elle ne survivra pas, tant les blessures internes étaient importantes et les réparations impossibles. Qu'à cela ne tienne, nous avons essayé quand même ! Son mari était mort de ses blessures sur place. Nous n'avions pas de nouvelles des deux orphelins. L'impossible a été tenté... en vain. Sans avoir le temps de nous apitoyer sur ce drame familial, l'équipe d'astreinte rejoignit le bloc 1, dans lequel venait d'arriver le patient « receveur » d'un cœur. Une autre équipe s'était envolée pour prélever le précieux cœur d'un donneur en état de mort cérébrale, à plus de 300 kilomètres. Cette nuit-là, le bloc a fonctionné

---

[18]*La rupture de l'isthme aortique résulte souvent d'un traumatisme thoracique violent à haute énergie provoquant un cisaillement de l'aorte par décélération. Les résultats de la réparation chirurgicale immédiate restent encore décevants et s'associent à une morbi-mortalité élevée.*

presque comme en plein jour. Personne ne voulut plus prendre d'astreinte avec le chat noir que je semblais être !

Les appels d'urgence de nuit ont marqué mon couple car le téléphone fixe était du côté du papa, à cause de son fil trop court. Il pensait que ce nouveau travail était moins contraignant que la réa ; il a pourtant été mis à contribution de nombreuses fois. Comme il ne connaissait pas le vocabulaire médical, il me répétait, de mémoire, les termes de l'anesthésiste réanimateur, ou ceux des collègues sur place, qui annonçaient telle ou telle opération. À 3h du matin, la mémoire n'est pas toujours réveillée. Une nuit, le téléphone sonna pour « une plaie cardiaque à l'arme blanche chez un enfant de sept ans » murmura-t-il, la voix pâteuse. Il était déjà rendormi, quand, sous une pluie battante, j'anticipais, dans ma voiture, le poids d'un enfant de sept ans et la grandeur de l'écarteur thoracique à préparer. Je m'inquiétais aussi des circonstances de ce probable crime, imaginant un milieu de délinquants menaçants et sanguinaires. L'équipe de brancardiers de l'hôpital cardiologique qui avait eu la même inquiétude que moi, avait bouclé les portes de l'urgence par sécurité, et ainsi, protéger notre arrivée. Le chirurgien et moi avons frappé et crié de toutes nos forces pour alerter de notre présence, mais transis de froid, stressés et mouillés jusqu'aux os, nous nous sommes résolus à être enfermés dehors. Heureusement, ils sont vite venus nous ouvrir en nous annonçant que le « petit » n'était pas encore arrivé ! La phrase de mon conjoint, répétée de mémoire, avait dû être amputée d'un mot important : l'heure d'arrivée de l'enfant. Mais soit ! Le lendemain, nous avons changé de place le téléphone familial à grand renfort de saignée dans le mur et de rallonge électrique. Voilà un petit exemple de dégâts collatéraux de la profession d'infirmière sur les autres membres de la famille. La frontière entre le domaine professionnel et la vie personnelle est très perméable dans ce métier. L'enfant blessé et sa famille, eux, sont arrivés sans encombre et presque « normalement », si ce n'est que l'enfant présentait un gros couteau à légumes planté dans son petit thorax. Vision macabre et déjantée ! ... Pas banale comme arme, un couteau à légumes ! En effet, l'enfant, poussé par sa petite sœur, était tombé sur la porte du lave-vaisselle ouverte, couteaux pointes en l'air car « ça lave mieux ». En plus du téléphone déplacé du bon côté du lit, j'ai changé le sens des couteaux de mon propre lave-vaisselle. Aujourd'hui encore, je pense à cet enfant, qui a survécu au couteau à légumes « pointe en haut car ça lave mieux » !

Un autre soir, j'étais en train de me prélasser dans un bain bouillant quand mon fils et son père font irruption dans la salle de bain.

— L'hôpital a appelé pour une CEC[19] de réchauffement. J'ai bien tout noté ! dit-il prudent.

— Tu es sûr ? Les CEC sont faites pour refroidir d'habitude !?

— Oui, oui ! Je suis sûr ! Je l'ai noté car je n'avais pas bien compris. Elle a parlé aussi d'une chute dans le canal. J'espère que tu rentreras rapidement car notre avion pour les Antilles décolle demain à 13 heures... à Orly en plus !

Comment l'oublier ?... Pour l'heure, je m'essuie rapidement et m'habille chaudement car il fait moins 7°C dehors. Je « glisse » jusqu'à l'hôpital tant les routes sont gelées. Sur le chemin, comme à mon habitude, je réfléchis au matériel nécessaire pour cette intervention

---

[19] *La Circulation Extracorporelle (C.E.C) est un dispositif qui, en dérivant la circulation sanguine en dehors du corps (extracorporelle), va shunter le cœur et les poumons. Selon le moment de l'intervention, la machine de CEC peut refroidir, ou au contraire, réchauffer le sang.*

inaccoutumée. À mon arrivée, les pompiers, tout en massant le patient, expliquent qu'il a été retrouvé, en arrêt cardiaque, piégé dans sa voiture au fond du canal. Sa température centrale étant très basse, le médecin-réanimateur a jugé bon de tenter de le réchauffer par une circulation extracorporelle pour voir si son cœur pourrait repartir une fois revenu à température normale. Le chirurgien donne son feu vert. C'est jouable en effet ![20] En urgence vitale, nous le branchons rapidement au circuit de la CEC de réchauffement, ultime geste possible pour sauver cet homme encore jeune. Une fois rassurée par le relais cœur-poumon, j'imagine déjà les rives antillaises et les lagons aux eaux turquoise... Sauf qu'il faut que le réchauffement soit très progressif, à raison de quelques degrés par heure, pas plus. Il faut atteindre les 33°C de température centrale pour que son cœur se remette à battre plus ou moins spontanément. Un rapide calcul pour conclure que l'avion des Antilles partira peut-être sans moi. Pendant les longues heures d'attente, toute l'équipe fera des pronostics concernant mes vacances sur fond musical de Zouk. Moi, j'imaginais la voiture chargée de bagages et son conducteur, plus qu'impatient, pestant contre ma belle profession d'infirmière !

Alléluia ! Le cœur du patient, arrivé à température correcte, était reparti, comme attendu. L'avion fut attrapé *in extremis*. La nuit blanche au bloc a amplifié les effets du décalage horaire, mais les vacances furent inoubliables. De retour, j'appris que le patient « ressuscité » n'avait pas survécu, atteint par ailleurs d'autres blessures irréparables.

[20] *En dessous de 32/33°C de température centrale, le cœur humain s'arrête ou fibrille. Les organes vitaux sont protégés par l'hypothermie, ce qui permet d'avoir davantage le temps d'une réanimation. Ce n'est qu'au-dessus de 32/33°C de température centrale, qu'il peut repartir ou se mettre à fibriller.*

Les urgences chirurgicales sont assez nombreuses, et souvent, le pronostic vital sans chirurgie est engagé. Un midi, en sortant du bloc 4, fourbue par une intervention de quatre heures, je tourne la tête à gauche. Trois pompiers sont à la porte du bloc. Ils massent un homme en arrêt cardiaque. Le patient a un ventre énorme. Je sais que tous les blocs sont en activité. Je sais aussi que si personne ne clampe l'aorte abdominale par voie chirurgicale, le patient perdra la totalité de son sang dans sa cavité abdominale. Il mourra en quelques minutes, si ce n'est déjà fait ! Je tourne la tête à droite et voit courir un chirurgien senior qui a fait, lui aussi, le diagnostic d'un anévrisme de l'aorte abdominale en train de se rompre, nommé dans un langage d'initié « A.A.A rompu », prononcé : « AnAnAs rompu ». Oubliant hypoglycémie et fatigue, je fonce dans le bloc 5 pour y faire entrer le patient et les trois pompiers. Le bloc 5 est un bloc extérieur car destiné à la chirurgie septique ; c'est le seul disponible. Après le feu vert de l'anesthésiste, le chirurgien incise l'abdomen du patient. Tout va très vite. Chacun à son niveau de compétence fait son job dans son coin mais avec une certaine harmonie. Moi, je cours chercher un clamp aortique de Sellors®[21] stérile et des valves de Leriche®[22]. Le chirurgien a jeté quelques champs opératoires sur ce ventre démesurément gros. En revenant, je vois une quantité impressionnante de sang sortant en jet de l'incision. Le chirurgien me demande de m'habiller stérilement pour l'aider pendant que les brancardiers appellent du renfort. L'anesthésiste essaie de compenser les pertes sanguines en pompant de ses propres mains des solutés de remplissage sur une grosse voie veineuse que les pompiers avaient déjà posé. De multiples

---

[21] *Pince hémostatique à longues branches métalliques (ou mors) utilisée lors d'une intervention pour l'occlusion d'un gros vaisseau.*

[22] *Écarteur abdominal, permettant de refouler la masse intestinale afin d'exposer, ici, l'aorte pour la réparer.*

commandes des culots de sang sont sans doute déjà parties à l'EFS[23]. Le brossage chirurgical des mains sera minimal pour moi tant l'urgence est vitale. Une personne de renfort m'habille stérilement avec un sarrau en tissu imperméable et me donne des gants. Je prends les deux écarteurs de Leriche® qu'une collègue me tend. Ce sont des instruments servant à écarter l'abdomen pour permettre d'exposer l'aorte abdominale. Ensuite, l'immense clamp de Sellors®, choisi en fonction de la morphologie du patient, servira à arrêter l'hémorragie aortique. Le sang inonde le sol après nous avoir atteints. Je branche l'aspiration, mais déjà, je sens mes sous-vêtements imbibés du sang du patient. Le chirurgien est sans doute dans la même situation. Ni lui ni moi n'en parlons malgré les risques, concentrés sur nos efforts pour faire survivre cet homme. Trois heures plus tard, dans les vestiaires, ma vessie va exploser. Je n'ai plus faim, mais j'ai la nausée. Plus d'hypoglycémie non plus, ni d'ailleurs de sous-vêtements ! Ensanglantés d'un sang inconnu, ils ont fini leur vie de dessous dans la poubelle des vestiaires. Cet exemple est particulièrement adéquat pour illustrer la perméabilité entre la sphère personnelle et la sphère professionnelle. Ce n'est rien de le dire !

Le patient est sorti vivant du bloc 5. Mais, survivra-t-il aux complications de l'urgence vitale et de la réanimation ? Les réparations aortiques tiendront-elles ? L'hémorragie aura-t-elle abimé des organes vitaux comme les reins, les artères vertébrales ou même le cerveau du patient ?

J'étais consciente de toute l'expérience accumulée au cours de ces années d'exercice. En effet, je m'obligeais à décortiquer mes gestes, mon raisonnement et mes

---

[23] *Établissement Français du Sang.*

décisions afin de pouvoir les transmettre aux étudiants infirmiers arrivant en stage. Quelle opportunité de leur montrer, *in vivo,* l'anatomie des organes et des vaisseaux. Les chirurgiens ne s'en privaient pas non plus. Ils expliquent avec plaisir l'intervention aux visiteurs. L'occasion est trop belle de pouvoir apprendre ailleurs que sur les écorchés d'anatomie ou les livres de physiologie. Pareillement, pour les règles d'asepsie, tellement plus simples à s'approprier au bloc opératoire que dans les cours théoriques d'infectiologie. Surtout, j'adorais montrer aux étudiants que les qualités humaines et relationnelles s'exercent même au bloc opératoire. Aussi, je me faisais une fierté d'accueillir les patients de la façon la plus chaleureuse possible. Parfois, je leur rendais visite la veille, m'intéressant au « confort psychologique des patients en attente de chirurgie cardiaque »[24]. Certes, le moment entre l'accueil au bloc et l'endormissement est court. Certes, les patients sont prémédiqués de façon à être détendus à leur arrivée au bloc... Mais, la chimie n'a pas toujours raison de l'intensité émotionnelle. Apprendre les gestes, les postures et les mots face à l'angoisse, la peur ou la simple inquiétude d'une intervention cardiaque, le tout en quelques minutes, est une opportunité assez rare pour les étudiants en soins infirmiers. Bref, j'étais attirée par la transmission des savoirs théoriques et pratiques à mes jeunes collègues et aux étudiants. Mon appétence pour la pédagogie n'aura pas échappé au cadre du bloc de chirurgie cardiaque. Elle me demandera un jour de 1994 :

— Pourquoi ne pas devenir formatrice ?

… Mais pour devenir formatrice, il faut faire l'école des cadres de santé (IFCS).

---

[24] *Titre du mémoire exigé pour l'entrée à l'École des Cadres de Santé.*

Devenir cadre de santé ?

Après douze années d'exercice heureux en tant qu'infirmière, j'ai donc décidé de me former à la fonction de cadre de santé avec le support de la formation continue de mon établissement. Deux possibilités s'offrent à moi : Cadre pour devenir formatrice dans un institut de formation ou cadre pour devenir cadre de bloc opératoire ? Les deux sont possibles.

A trente-cinq ans, j'avais une charge de famille non négligeable. Nous venions de faire construire une maison. Notre fils grandissait dans la campagne environnante comme un sauvageon, conscient d'un certain relâchement dans son éducation depuis ma reprise d'études. Me remettre en études, à la fin des années 2000, a été lourd de sacrifices familiaux. Me familiariser à la bureautique et à l'informatique m'obligeait à passer encore plus de temps à rédiger le mémoire de cadre. Grand bien m'en a pris car j'ai pris plusieurs mesures d'avance face à l'essor des NTIC. Mon mémoire de cadre[25] traitait des stratégies d'adaptation des cadres de bloc opératoire pour faire face à l'exigence de leurs missions. J'avais conscience des difficultés à assurer la fonction de cadre au bloc pour avoir observé les difficultés en tout genre de mon premier cadre au bloc. Les réactions émotionnelles y tenaient une grande place. En conséquence, rechercher les stratégies d'adaptation des cadres de bloc opératoire pour faire face me paraissait pertinent et très intéressant. Je voulais réussir et briller dans mes nouvelles fonctions. J'avais pourtant entendu une petite voix tenter de me parler. Mais je ne l'ai pas bien écoutée. La pédagogie m'attirait largement plus, mais il manquait beaucoup de cadres de

---

[25] *Bargibant, C. (1998). Le cadre de santé au bloc opératoire : Quelles stratégies pour faire face ? (Mémoire de l'Institut des Cadres de Santé non publié).*

bloc opératoire dans la maison. Du coup, diplômée Cadre de Santé en 1998, j'ai postulé comme cadre de bloc opératoire un peu forcée par le contexte de pénurie. En effet, j'avais entrepris ces études en raison de mon attirance pour les transmissions de connaissances aux plus jeunes, mais j'ai demandé un poste de cadre de bloc opératoire pour « rendre » à l'institution ce qu'elle avait bien voulu me donner, c'est-à-dire, une promotion professionnelle. Pourquoi me sentir coincer dans un conflit de loyauté au lieu de choisir ce que j'aime ? L'institution ne m'avait pourtant pas demandé un tel sacrifice. Je l'ai fait de moi-même... mais sans passion. Je suis restée en poste cinq ans au total. Cinq années de pression, d'inconfort de ne pas être à ma place, et surtout, loin des aspirations que la petite voix me soufflait. De plus, la transition entre ma profession d'infirmière et celle de cadre de santé ne s'est pas faite facilement car il ne s'agit pas du tout du même métier. Sans avoir failli à mes fonctions de cadre au bloc opératoire, j'avoue avoir regretté ce « choix ».

Le mot « travail » n'est pas un gros mot

En 2000, en revanche, j'ai fait ce que j'ai pu pour occuper un poste de cadre de santé formateur en IFSI. Ma petite voix avait raison. Ce travail d'enseignement m'a passionné et me passionne encore après vingt-trois ans d'exercice. Il est tout ce que j'aime. Il me rapproche du terrain, des soins, des patients et de la recherche, tout en m'offrant la possibilité d'accompagner des personnes, jeunes ou moins jeunes, vers l'exercice de ma propre profession. En effet, l'alternance entre les stages sur le terrain et les cours théoriques à l'IFSI permet une formation professionnelle complète côté étudiants. Côté formateur, ce type de pédagogie est passionnante et variée.

L'accompagnement des étudiants au lit du patient s'avère utile et efficace. Sur les terrains de stage, les formateurs vérifient les liens entre pratique et théorie avec les étudiants en stage. A l'IFSI, les cours assurés par les formateurs sont « cœur de métier », c'est-à-dire qu'ils concernent les soins infirmiers. Ce sont des cours théoriques, certes, mais tous concernent la pratique des soins techniques et relationnels. Ils sont l'occasion d'interactions avec les étudiants, d'échanges, notamment pour mobiliser le raisonnement clinique à l'aide de cas concrets. Il s'agit aussi de faire vivre et de mobiliser les cours de médecine dispensés par les médecins universitaires.

Aussi, chercher les meilleures méthodes pour enseigner un contenu de cours est une réelle satisfaction. Transmettre un contenu ardu de manière agréable et ludique est jouissif pour moi. Établir un environnement facilitateur pour former est aussi un challenge plaisant. Bref, mes missions pédagogiques directes et indirectes me satisfont pleinement. Comme je m'épanouissais en pédagogie, j'ai visé le master universitaire en sciences de l'éducation. De nouveau, la gestion du temps a été ma priorité afin de mener à bien ma vie de famille et ma vie d'étudiante en reprise d'études. Mon fils avait grandi et la séparation d'avec son père était actée. Je vivais entre garde alternée, IFSI et Master. Ces projets m'ont demandé beaucoup de travail et de sacrifices mais aussi m'ont offert un tel enrichissement intellectuel ! En Master 1, l'observation des étudiants en situation d'apprentissage des soins au lit du malade[26] avait interrogé la jeune formatrice que j'étais alors. En effet, l'observation

[26]*Bargibant, C. (2004). De l'observation comme outil dans la construction des apprentissages expérientiels : le cas de la pédagogie par alternance dans l'apprentissage des soins infirmiers (Mémoire de Master 1 non publié). Université de Lille, France.*

clinique fait souvent défaut aux jeunes recrues, surtout quand un professionnel regarde au-dessus de son épaule. Aussi, selon leur niveau d'expertise, les apprenants observent les patients très différemment. Comment les aider ?

Dix ans plus tard, en 2014, c'est l'universitarisation de la formation infirmière et la recherche en soins[27] qui avait été l'objet de mon mémoire de master 2, option recherche. J'avais besoin de faire un état des lieux sur la recherche en soins infirmiers en France. J'ai rassemblé toute la littérature, souvent grise, sur ce sujet pour en faire une recherche documentaire méthodologiquement valide.

Logiquement, à l'IFSI, je me suis donc investie dans l'initiation à la recherche en soins infirmiers à plus d'un titre. D'abord, je me suis chargée de dispenser les enseignements concernant l'initiation à la recherche en soins infirmiers sous la forme d'apports théoriques, de travaux pratiques et dirigés. Comme tous mes collègues formateurs, j'ai guidé un grand nombre d'étudiants dans la rédaction plus ou moins facile de leur mémoire de fin d'études. Je les ai également préparés à la soutenance orale de leurs travaux. Ensuite, dès qu'un congrès réunissant des soignants autour du sujet de la recherche en soins s'organise, je m'y inscris avec les encouragements de ma direction. Rappelons que pour développer la recherche en soins infirmiers, le ministère de la Santé a créé en 2009 un nouveau programme hospitalier de recherche infirmier et paramédical : Le PHRIP[28]. Celui-ci a pour objet d'apporter « un soutien financier aux infirmiers qui souhaitent améliorer la sécurité et le confort

---

[27] *Bargibant, C. (2014). État des lieux de la recherche en soins infirmiers. Impact de l'universitarisation sur l'autonomie de la recherche en soins infirmiers (Mémoire Master 2 non publié). Université de Lille, France.*

[28] *Programme Hospitalier de Recherche Infirmière et Paramédicale.*

du patient et faire évoluer les soins hospitaliers, à travers un projet de recherche en soins infirmiers ».

2009 a été une année riche en changements ; elle correspond aussi à l'entrée en application du nouveau référentiel de formation et son entrée dans le système LMD. Aussi, dans son projet d'établissement 2012-2016, l'hôpital y prévoit un groupe de travail, dirigé par la coordinatrice générale en charge de l'enseignement, de la recherche, de la formation et des compétences paramédicales. Je participe à ce groupe ayant pour mission de valoriser et de dynamiser la recherche en soins. Il m'a donné l'opportunité de me rapprocher de quelques collègues porteurs des projets de recherche à ce PHRIP. En 2012, l'une d'entre elles a obtenu les crédits nécessaires à la poursuite de son étude concernant : « L'implication du personnel infirmier dans les services de neurologie vasculaire dans la prévention secondaire du post AVC ». Fin 2013, une autre a vu son projet accepté. Il propose un carnet de bord destiné aux patients « ressuscités » et à sa famille qui permet, entre autres, de garder trace de la période de sédation en réanimation[29].

Le PHRIP, l'entrée de la formation infirmière dans le système LMD, et enfin, la création fin 2019 de la discipline « Sciences Infirmières » nous faisaient, en quelque sorte, passer dans la « cour des grands ». Y étions-nous prêts ? Maîtrisions-nous tous les éléments pour appréhender ce nouveau statut ? Arriverions-nous, infirmiers et infirmières, à faire voler en éclats, le plafond de verre entre médecins et infirmiers ?

---

[29]*Titre exact : Comment combler le « trou de la réa » par l'instauration d'un JOURNAL de BORD après une MORT SUBITE RESSUSCITÉE : Impact sur le syndrome de stress post-traumatique chez le patient et ses proches (Hélène Dehaut, IDE).*

J'étais persuadée qu'un doctorat en sciences humaines me permettrait d'accéder à une reconnaissance identique à celle des docteurs en médecine. Un peu naïvement.

Tomber de la cave au grenier

En 2015, j'entame fièrement mon doctorat. Je choisis bien sûr la discipline des Sciences de l'éducation et de la formation des adultes. Je sais que je m'attaque à du lourd mais je suis tellement motivée et enthousiaste.

Pour réaliser ce gros travail de thèse, les sacrifices familiaux ont été paradoxalement modestes dans ma situation. Je n'ai plus de charge de famille car j'ai alors cinquante-deux ans. Mon fils est indépendant et son père veille sur lui de loin. Mon âge peut paraître avancé mais finalement, il garantit certains avantages. Je vis seule, accompagnée de deux gentils chats câlins. Ils m'ont accompagnée pendant toute la rédaction de ma thèse. Ils étaient présents presque tout le temps, tantôt allongés sur mes lectures, tantôt réclamant des caresses, un peu d'attention, ou entrant et sortant à leur guise par le velux de mon bureau. J'y mettais le chauffage à fond pour supporter les longues périodes de quasi-immobilité face à mon ordinateur. Ils étaient ravis et s'allongeaient sur l'imprimante ou sur mes genoux. Ils semblaient plutôt contents de ma présence si exceptionnelle. D'ailleurs, je pense qu'ils ont adoré ces trois années autant que moi. D'emblée, la majeure partie de ma famille a deviné la lourdeur de ce projet. Ils m'ont épargné la charge des repas de fête et autres réunions familiales. Mes amis ont parfois râlé, mais ils étaient contents que je m'épanouisse dans ce travail réputé ardu et exigeant. Je me voyais invitée partout, sans être inquiétée par l'organisation des repas et autres contingences matérielles. Je promettais, aux uns et aux autres, une après-thèse mémorable pour tous les remercier.

Bref, j'étais à fond dedans ! Tant mieux car une recherche doctorale nécessite de faire preuve d'endurance dans l'effort, tant l'exercice est long et rigoureux. Malgré tout, ce travail a représenté une véritable parenthèse enchantée pour moi. J'avais obtenu le financement de l'ANFH[30] à mi-temps, c'est-à-dire que j'avais deux jours et demi par semaine pour travailler ma thèse. Le reste du temps, je restais cadre de santé formateur à l'IFSI. Ma situation financière et professionnelle rendait plutôt confortable le projet. Cerise sur le gâteau, j'avais deux directeurs de thèse adorables, disponibles et stimulants. L'école doctorale était aussi très structurante et bienveillante.

Certes, la transition entre le monde de l'IFSI et l'école doctorale me faisait faire de grands écarts énergivores ; mais de 2015 à 2019, ce n'était pas l'énergie qui me manquait. Dans l'un, j'étais prof, et dans l'autre, je passais allégrement au statut de doctorante. J'étais en pleine forme car je me régalais de toutes ces nouvelles choses gratifiantes qui m'arrivaient. Je voyageais, allant présenter mes résultats de recherche, ou tout simplement l'avancée de mon travail, dans les universités en France, et même à l'étranger. J'apprenais énormément dans beaucoup de domaines : en informatique et en méthodologie de la recherche car j'utilisais le logiciel de statistique lexicale[31] pour l'analyse de mes entretiens de recherche. Je parvenais à forcer ma réflexion jusqu'au bout du bout, à

---

[30] *L'ANFH (Association Nationale pour la Formation Permanente du Personnel Hospitalier) est l'organisme collecteur de fonds de formation pour la fonction publique hospitalière.*

[31] *IRaMuTeQ® : Interface de R pour les Analyses Multidimensionnelles de Textes et de Questionnaires. (Kalampalikis, 2003 ; Ratinaud, 2009 ; Reinert, 1999).*

synthétiser mes résultats au point de présenter publiquement « Ma thèse en 180 secondes » ; mais aussi, de façon informelle, j'apprenais à faire encore plus de choses à la fois. J'utilisais alors tous les temps de pause plus ou moins « forcés » se présentant dans ma vie pour optimiser mon temps : les trajets en TGV, les bus, les salles d'attente, les dons du sang, la surveillance des examens… Certes, ma vie personnelle s'était imperceptiblement rétrécie au profit de ma vie professionnelle, mais à un âge où le temps est moins compté et où la liberté d'action parait sans limites, je me sentais pousser des ailes. J'en arrivais à penser que mes ressources personnelles et temporelles étaient illimitées… Vivais-je au-dessus de mes moyens ?

Il y avait d'autres bénéfices secondaires à ce travail acharné car mon temps devenait moins contraint. J'étais libre de l'utiliser à ma guise, comme par exemple, échapper à l'injonction maternelle. Mon travail devenait un motif d'absence acceptable pour elle. Quel soulagement ! C'est curieux ce phénomène : travaillez beaucoup plus pour gagner un peu plus de temps libéré ! L'élégance intellectuelle de faire d'une pierre deux coups a souvent embrouillé mes choix, les rendant guidés par le versant pratico-pratique, mais aussi non cohérent avec mes envies.

En plus, je me sentais soutenue dans mon projet. Le soutien était palpable à l'IFSI comme à la faculté de sciences humaines. Je me sentais utile à plus d'un titre et investie de plusieurs missions, telle Shiva, la déesse indienne à plusieurs bras, souvent prise pour symbole de l'infirmière multitâche. En effet, à la fac de sciences de l'éducation, je m'efforçais d'atteindre un niveau de scientificité suffisant pour amener des savoirs nouveaux dans cette discipline. Mais, j'avais, en plus, de grandes ambitions pour ma profession comme celle de faire reconnaître son utilité sociale grandissante. Je me sentais soutenue aussi par des mesures politiques fortes, comme la mesure 15[32] qui consigne la proposition concrète de constituer un vivier d'enseignants chercheurs paramédicaux. En sensibilisant les étudiants à la recherche en général, et en particulier, à la recherche en sciences infirmières, j'y contribuais modestement. Je rêvais secrètement de défricher le chemin vers l'université[33] pour mes futurs pairs. Rien que ça !

J'ai soutenu ma thèse le 27 juin 2019, après trois ans et demi d'études doctorales. Mon sujet de thèse portait sur l'expérience des aides-soignantes qui reprennent leurs études pour devenir infirmières[34]. Comment utilisent-elles leur expérience professionnelle et personnelle pour apprendre un nouveau métier ? Est-ce un avantage, ou non, d'avoir été aides-soignantes auparavant ? Ce sujet a toute sa pertinence pour l'apprentissage de la profession d'infirmière mais, plus généralement, pour amener des

---

[32] *Grande conférence de la santé. Accompagner le progrès en santé : nouveaux enjeux professionnels. Feuille de route. Paris, 11 février 2016. [Mesure 15 : Concourir à l'émergence d'un corps d'enseignants chercheurs pour les formations paramédicales, dont les enjeux sont : « le rapprochement entre les formations paramédicales et l'Université nécessite de constituer un vivier d'enseignants-chercheurs paramédicaux, de façon à inscrire ces formations dans les standards justifiant la délivrance du grade ou du diplôme de master, à développer des capacités de recherche parmi les personnels paramédicaux et à constituer une filière complète en matière de formation et de recherche. »]*

[33] *C'est-à-dire pouvoir accéder au cursus universitaire complet ou LMD (Licence, Master, Doctorat) dans la discipline des sciences infirmières créée en octobre 2019.*

[34] *Le titre exact est : « Regards sur l'expérience des adultes en études promotionnelles ». Le cas des aides-soignantes en formation infirmière. Disponible sur : https://tel.archives-ouvertes.fr/tel-02509060.*

savoirs nouveaux dans le domaine de la formation « tout au long de la vie » des adultes en reconvention.

Petit détail emblématique : le lendemain de ma soutenance de thèse, l'IFSI me sollicite pour assurer la responsabilité, beaucoup moins prestigieuse, de la répartition des locaux entre les différents services de formation. Quel gâchis de compétences pour l'employeur ! Et quelle désillusion pour moi ! Qu'à cela ne tienne, j'occulte ces déceptions, plus maladroites que volontairement humiliantes, avec un épais mouchoir double épaisseur !

Le sujet de ma thèse est directement en lien avec mon poste auprès des IPA, à la faculté de médecine. Leur expérience auprès des patients, ainsi que les connaissances qu'elles ont développées sur l'une des pathologies proposées par les textes, font d'elles des expertes dans l'un de ces domaines. Les IPA sont donc des infirmières expérimentées dans un des domaines précis de la médecine, appelées : les « mentions »[35]. Cette division en « mentions » de leur formation les différencie des médecins généralistes qui exercent, eux, dans tous les domaines de la médecine. Ce dernier point est fondamental pour comprendre la polémique avec certains médecins qui voient d'un très mauvais œil les compétences élargies attribuées aux infirmières. Ils comparent souvent la durée de leurs études avec la durée de la formation des IPA pour expliquer leurs inquiétudes. Mais, comparaison n'est pas raison... En effet, la crainte de certains médecins généralistes leur fait oublier trois arguments de taille : le trésor que représente l'expérience professionnelle, ainsi que la plus-value des soins

[35] *1. La mention « Pathologies chroniques stabilisées » 2. La mention oncologie et l'hémato-oncologie 3. La mention « maladie rénale chronique » 4. La mention « Santé mentale » 5. La mention « Urgence ».*

infirmiers globaux, et surtout, la réduction de l'exercice à une seule mention. Ce nouveau métier compte faire reconnaître une expertise très ciblée à l'expérience professionnelle et bien restreinte à la mention choisie. Dès lors, pourquoi craindre le pire en prédisant une dégringolade de la qualité des soins ?

En plus de leur expérience, les futures IPA en formation mobiliseront d'autres connaissances grâce à l'alternance de stages et de cours universitaires. Les heures de formation sont au total de mille-quatre-cents heures[36], organisées de différentes manières selon les universités. Pour celle que je connais, les futurs IPA viennent à la faculté de médecine une semaine par mois pendant deux années universitaires ; certaines autres organisent le cursus en année pleine mais toujours avec le même ratio d'heures. A la fin de la formation, le diplôme d'État d'infirmière en pratique avancée viendra légitimer leur statut et leur fonction dans la mention choisie... et pas une autre ; à moins de rempiler sur une autre mention. Donc, rien à craindre, messieurs les médecins généralistes, très souvent surchargés de travail. Le législateur n'est pas devenu fou ; il a ajusté la durée des études d'IPA à leurs futures activités de soins.

Mais aussi, le bât blesse à l'endroit d'actes symboliques, historiquement réalisés par les médecins, comme par exemple, la prescription ou le renouvellement d'ordonnance. La mise en place de la prévention et de l'éducation thérapeutique, elle, pose moins de problèmes à être acceptée par le corps médical car elle est, en général, déjà réalisée par les infirmières quel que soit leur lieu d'exercice.

---

[36] *L'enseignement est d'une durée de 1400 heures dont 280 heures de stage en première année et 560 heures en deuxième année.*

Une autre compétence élargie, chère à mon cœur : « la contribution à des études et des travaux de recherche ». En effet, il existe tout un pan de soins plus ou moins informels, plus ou moins visibles, que l'infirmière réalise dans son exercice quotidien. Ce sont souvent ce que l'on appelle les soins du rôle propre. Ils sont précieux pour les patients sans pour autant empiéter sur les plates-bandes de la médecine. Ces soins représentent un véritable vivier d'objet de recherche, en formation comme dans l'exercice quotidien. Si chacun d'entre eux était exploité à sa juste utilité sociale, ils constitueraient un socle de connaissances suffisamment solides pour faire évoluer notre jeune discipline de façon vertigineuse. N'oublions pas que nous sommes plus de 660 000 infirmières en France.

Sur le plan qualitatif, nous verrons plus après, les patients bénéficieraient de soins plus globaux, plus complets et plus humains, et ce, dans tous les domaines de leur vie.[37]

Quelle opportunité, pour moi, de travailler à utiliser l'expérience d'infirmières expertes pour en faire une vraie plus-value dans les soins ! Quelle cohérence entre mon projet de thèse, mon projet de carrière et mon projet de vie ! Alors, j'accepte volontiers le poste proposé par mon binôme en avril 2021… même si une petite voix inaudible bride un peu mon enthousiasme : Comment gérer ce « binôme » prévu par la loi ? Quelles missions seront attribuées à ce médecin, chef de pôle, pionnier-bâtisseur de la formation des IPA ? Quelles seront les miennes, infirmière, cadre de santé formatrice, docteure en sciences de l'éducation ? Quels sont les détails du profil de poste, le

---

[37] *« Les pratiques infirmières avancées : Une description et évaluation des expériences dans 12 pays développés », Documents de travail de l'OCDE sur la santé, n° 54, Éditions OCDE, Paris, https://doi.org/10.1787/5km4hv77vw47-fr*

salaire, les missions ? … D'ailleurs, je dispose de très peu d'informations car mon poste est une création de poste.

J'occulte ces points non négligeables, préférant ne pas les voir. Je vois juste que je vais devenir la première infirmière, docteure (mais pas médecin) à intégrer officiellement la prestigieuse faculté de médecine.

Chapitre 4

S'il frappe brutalement, le burn-out s'installe doucement

La crise sanitaire de la COVID-19

La ligne du temps est tronquée dans ce récit de ma vie car le COVID-19 arrive entre ma soutenance de thèse et mon arrivée à la faculté de médecine. Les multiples vagues, confinements et reconfinements rendent la chronologie complexe à dérouler. Ne vous y fiez pas cher lecteur.

Je fais le choix de commencer l'installation graduelle de mon épuisement professionnel en 2020. Ce choix est validé par ma petite voix, mais démenti par ma longue introspection.

Le 17 mars 2020, ordre est donné aux formateurs de l'IFSI de se confiner chez eux, en télétravail. Pourtant, la formation infirmière ne sera pas interrompue. L'Agence Régionale de Santé (ARS) envisage une « diplomation » aux dates prévues, malgré les mesures de confinement et l'arrêt des cours en présentiel. Toute l'ingénierie de la formation sera donc entièrement transformée pour être dispensée en distanciel. Ce sont les formateurs confinés qui s'y colleront, à grand renfort d'outils numériques comme la visioconférence pour les cours et réunions, la messagerie instantanée, les appels téléphoniques ou les SMS, et les webinaires... La charge mentale nécessaire pour apprivoiser ces nouveaux outils de formation s'ajoute encore à nos charges de travail et nos inquiétudes.

Le travail s'avère colossal, mais surtout, urgentissime. Nous passons nos jours, et une partie de nos nuits, à relever le challenge. Tous les collègues, amis et familles, eux aussi confinés, ont été mis à contribution pour aider nos progrès en NTIC[38] et autres TICE[39]. Les formateurs étaient tous scotchés à leurs écrans et à leurs téléphones portables des heures durant. Nous découvrions que la pédagogie en distanciel était très chronophage et très énergivore, mais réalisable. Nous avons déployé des trésors d'ingéniosité, d'efforts et de patience pour faire face à cette transformation, inimaginables quelques semaines plus tôt.

Aussi, ces nombreux changements imposés ont été très déstabilisants pour les étudiants. Bien sûr, ils ont dû apprendre, comme nous formateurs, à faire fonctionner les outils numériques mis à leur disposition. Mais, en formation alternant cours et stage à égale proportion, ils se sont beaucoup inquiétés pour l'annulation de certains stages. En effet, les terrains de stage dans les lycées, collèges, universités et crèches fermaient les uns après les autres, les privant des ECTS[40] nécessaires pour valider la formation. Nous, formateurs, avons usé, voire abusé, des messageries instantanées et téléphones portables, pour accompagner le mieux possible les étudiants, parfois dans la tourmente des contaminations. Les familles, inquiètes

---

[38] *Les NTIC sont l'ensemble des Nouvelles Technologies de l'Information et de la Communication, c'est-à-dire, tous les appareils, composants réseaux, applications et systèmes dont la combinaison permet aux individus ou aux organisations d'interagir avec le monde numérique.*

[39] *TICE : Technologies de l'Information et de la Communication pour l'Enseignement. Les TICE regroupent tous les outils numériques éducatifs qu'il est possible de mettre à profit, en présentiel comme en distanciel.*

[40] *La diplomation est conditionnée au nombre de crédits obtenus pour un diplôme précis. Exemple : Pour terminer une année universitaire, vous devez en avoir 60. Sont comptabilisés dans ces heures : les stages ; les examens ; les travaux pratiques et les cours magistraux.*

de voir leurs enfants se rendre au chevet des patients infectés au COVID-19, alors que toute la France était confinée, appelaient les formateurs pour s'informer, râler ou se rassurer. Plus d'heures ouvrables, plus de pauses, plus de week-end, plus de repos. Cette année-là, les vacances de Pâques n'ont pas existé. En ce printemps radieux de 2020, elles ont fondu comme neige au soleil.

Cependant, la profession d'infirmière ne s'apprend pas dans un bureau, et encore moins, derrière un écran. En pleine crise sanitaire, toute l'organisation hospitalière est bouleversée par l'urgence de s'adapter à l'afflux massif de patients. A l'hôpital, la situation est plus que chaotique : ouvertures de nouveaux services, déménagements pour faire de la place aux lits supplémentaires, chasse aux masques, aux protections, et surtout chasse aux « ressources humaines » ! Le personnel soignant, tous métiers confondus, est sur le pont, s'engageant avec énergie. Tous ont répondu présents aux nouveaux besoins d'une crise sanitaire sans précédent, vacances de Pâques ou pas. Pourtant, il manquait encore des bras... Si certains terrains de stage fermaient, tous les étudiants en soins infirmiers ont été réaffectés en stage jusqu'en juillet 2020, malgré les risques sanitaires que cela supposait pour eux. Personnellement, j'ai trouvé choquant et très inconfortable d'exposer des étudiants à la contamination alors que, moi-même, infirmière expérimentée, j'étais protégée en télétravail. Nous avons, d'ailleurs, été quelques-unes à nous porter volontaires pour retourner sur le terrain proposer notre aide. Mais, si nous partions prêter main-forte aux collègues, quid de la formation des infirmières devenue, pour un temps, la priorité des priorités ?

Assez vite, l'apprentissage en stage des étudiants est alors devenu, à mon sens, très hétérogène. Certains étudiants « présumés sains » se sont vus réaffectés à la crèche de l'hôpital accueillant les enfants du personnel hospitalier. Les autres sont restés chez eux faute de place en stage. D'autres étudiants contaminés, après quatorze jours de confinement, continueront leur stage. Ou bien encore, certains autres développeront la COVID avant ces vacances de Pâques attendues pour travailler le mémoire en vue du très prochain diplôme d'État. Leur convalescence sera-t-elle studieuse ou fiévreuse ? En revanche, les étudiants en études promotionnelles, eux, sont « *remis à la disposition de l'employeur* » en tant qu'aides-soignants, pour un mois dans les services COVID. Ils n'auront pas de vacances pour avancer sur la rédaction du fameux mémoire. D'ailleurs, comment réfléchir quand on a fait 56h dans la semaine ou 60h de nuit consécutives sans espoir de repos compensatoire pour « rattraper » les cours en distanciel qu'ils ont raté puisque remis à disposition de l'employeur ? Le tout en gardant leurs enfants confinés à domicile et en priant pour ne pas les contaminer. Encore d'autres travaillent volontairement au sein de l'hôpital ou ailleurs, comme ASH, brancardier ou aide-soignante, selon leur niveau de formation. Ils n'auront pas de vacances et ne suivront pas les cours à distance.

La souffrance éthique que je ressens, moi, formatrice « planquée » en télétravail, ne m'empêche pas de leur rendre hommage à TOUS quelle que soit leur situation. Car ils ont vu des personnes de tous les âges s'éteindre lentement, s'étouffer seules car interdites de visite. Ils ont appris *à fermer des housses* (mortuaires) m'a relaté un étudiant. A vingt-trois ans en moyenne, ils ont accompagné des familles endeuillées, elles aussi isolées de leurs proches mourants. Certains diront : *C'est le métier qui rentre,* qu'ils ont appris leur future profession dans toutes ses dimensions, positives ou pas. Mais qu'apprend-on dans le chaos et dans la mort ? À part le chaos et la mort ?

Ils ont pourtant assuré avec une certaine fierté.

Plus personne ne nous applaudit à ce jour. Mais, moi, je reste très fière de leur courage.

Est venue ensuite, la vaccination. Obligatoire, pour nous, soignants et étudiants, sous peine d'exclusion. Clair, net et précis ! Il y a eu assez peu de débats dans nos rangs car, pour accéder aux professions médicales et paramédicales, il faut avoir un carnet de vaccination irréprochable. Bon ? Pas bon ? Efficace ? Pas efficace ? Liberticide ou pas ? Nous, soignants, ne nous posons plus la question depuis le début de notre cursus. Nous avons mis un mouchoir sur les effets indésirables douloureux de certains d'entre eux. Même BFM TV n'en parle pas ! Seule une poignée d'entre les soignants rechignent alors à la vaccination. Pourtant, quelle débâcle de témoignages médiatiques qui ont biaisé la réalité ! Une véritable diarrhée verbale s'est abattue sur le monde avec des propos non scientifiques, voire farfelus ! Des débats animés ont traité des sceptiques, des *anti*, des *pour*, des râleurs, des peureux, des *Je prends du recul*, des complotistes... De vrais conflits ont opposé les familles, les amis... Moi, je ne discute plus. Je connais les dégâts humains de cette crise, du plus grave au plus futile. En tant que témoin, j'ai lu les rapports de stage demandés aux étudiants. J'ai entendu leurs anecdotes sordides, les constats affligeants lors des exploitations de stage orales. Quel gâchis de vie... et de morts !

Combien d'efforts et d'énergie dépensés par des hommes et des femmes dévoués, courageux et non confinés pour entendre, encore et toujours, les mêmes égoïstes réflexions et les mêmes misérables arguments ? *J'étouffe avec un masque !* Si un masque chirurgical étouffait les personnes qui le portent, il y a environ trente ans que je serais déjà morte, suivie de tous mes collègues de bloc opératoire ! Ou bien : *C'est difficile d'être confiné dans de petits espaces, entravé dans ses libertés de déplacement ou dans ses choix... Etc., etc.* Autant de problèmes de riches en santé ! N'est-ce pas difficile de partir soigner des personnes contaminées (et contaminantes), de courir toute la journée et ne s'arrêter qu'anéantie pour aller dormir... et éventuellement, infecter le reste de sa famille ?! *Big applause* en récompense ! Certes... Mais bon....

Il est probable que tout ou partie de mon feu sacré ne se soit étouffé lors de cette crise sanitaire... À moins qu'il ne se soit propagé pour mieux me consumer en loucedé...

À la fin de la crise sanitaire, au printemps 2021, arrive cette proposition de m'occuper à mi-temps de la formation des IPA comme directrice des études, en binôme avec un PU-PH. La législation stipule bel et bien que « l'organisation de la formation et le suivi pédagogique des étudiants sont confiés à un binôme composé d'un personnel sous statut enseignant et hospitalier (PU-PH) et d'un infirmier intervenant dans la formation »[41]. Quelle belle reconnaissance institutionnelle ! Mon binôme, ayant entendu parler de mon doctorat, commence les démarches pour me recruter.

... Sauf que, dans la pratique, il ne suffit pas de mettre autour d'une table, à égale proportion, médecins et infirmières pour voir s'équilibrer les forces en présence. Personnellement, étais-je vraiment à égalité avec mon binôme ? Le binôme médecin/infirmier censé organiser la formation est-il hiérarchiquement viable ? Par ailleurs,

---

[41] *Article 8 de l'arrêté du 18 juillet 2018 relatif au régime des études d'IPA.*

étais-je en mesure de discuter ce programme ficelé avant mon arrivée et pris dans les griffes d'une organisation administrative tentaculaire ? Dès lors, quel poids peut alors avoir mon avis, mes remarques et mes idées d'ingénierie pédagogiques ?

En arrière-plan de ces questions, le clivage historique entre les professions médicales et celles dites « paramédicales » perdure. Pour mieux le comprendre, évoquer l'histoire récente est incontournable. Ce détour ne nous éloigne pas du sujet du burn-out. Bien au contraire…

Ni bonnes, ni nonnes, ni connes ?

Le 29 septembre 1988, 100 000 infirmières de France, rassemblées dans la rue, entonnaient le slogan *Ni bonnes, ni nonnes, ni connes*. La définition est limpide : ni « bonne », car l'infirmière n'est plus la servante à tout faire. Ni « nonne », puisqu'elle se débarrasse du joug de l'Église qui voit en elle une éternelle bénévole. Ni « conne », car elle est désormais formée, suit des études. D'ailleurs, le facteur déclenchant des revendications de 1988 fut l'annonce d'une moindre exigence pour l'entrée en école, perçue comme le déni de notre niveau. Le président de la République François Mitterrand, en octobre 1988, résume la situation des infirmières en disant : *«* Elles ont été délaissées pendant des dizaines d'années. Leur statut a été fixé il y a plus de quarante ans. Elles ont été soumises à des travaux écrasants, sans horaire [...]. Elles ont fait cela avec un statut misérable, sans reconnaissance véritable. Alors maintenant la colère est là. Comment ne pas la comprendre ? *»*

Pour comprendre leur situation en 2023, commençons donc alors que les pratiques soignantes sont exercées par des femmes laïques, c'est-à-dire, au 18e siècle. Il faut bien avouer que la profession d'infirmière laïque n'avait pas bonne presse à cette époque. Le travail pénible du « soignage » des malades (repas, toilettes, élimination...) était dévolu à des hommes, souvent illettrés et portés sur la boisson ou à des paysannes venues de Bretagne chercher du travail dans les grandes villes. Elles ont rapidement acquis une réputation de noceuses et de dévergondées en comparaison avec leurs ainées religieuses. C'est peu de dire que l'histoire des infirmières eut des débuts peu glorieux. Pour illustration, la dépression profonde de Mme Nightingale-mère a été attribuée par certains historiens, à la décision de sa fille Florence[42] de devenir infirmière pour partir sur le front de la guerre de Crimée y soigner les soldats anglais. À son retour du front, elle créera la première école d'infirmières laïques à Londres en 1860 au St Thomas *Hospital*[43].

En France, dix-huit ans plus tard, le Dr Bourneville, médecin et député communard, a créé la première école d'infirmières laïques à Paris. Neurologue de son état, il a compris l'intérêt de former des infirmières plus instruites pour seconder efficacement les médecins de l'époque. Mais, malgré cette belle idée, un médecin connu[44] écrit encore en 1903 : « L'infirmière doit seconder le médecin, mais ne doit jamais se substituer à lui ; et le meilleur moyen de l'en empêcher est de limiter son instruction aux choses de son état ». La formation des infirmières semble donc être inégalement envisagée par les médecins de l'époque. Tantôt, existe une vraie volonté médicale et

---

[42]*Florence Nightingale, née en 1820, est une infirmière britannique, pionnière des soins infirmiers modernes et de l'utilisation des statistiques dans le domaine de la santé.*

[43]*L'école s'appelle aujourd'hui « Florence Nightingale School of Nursing and Midwifery » (École d'infirmières et de sages-femmes) et fait partie du King's College de Londres.*

[44]*Dr Carrière, 1903.*

politique de professionnaliser ce nouveau métier exercé par des femmes laïques ; tantôt, un réflexe bien enraciné de cloisonnement professionnel teinté de misogynie en freine l'indépendance. Sans doute en raison d'une formation courte, en plus d'être manuelle, la profession d'infirmière reste le plus souvent méprisée par les médecins. Pourtant, comme Michel Nadot[45] l'écrit : « Ce n'est pas parce que les femmes soignantes de la classe des servantes et des classes populaires ne peuvent pas toujours accéder à l'instruction au XVIIIe siècle qu'il faut ignorer l'utilité, la singularité, la complexité et la pénibilité de leur tâche »[46].

Dans la première moitié du XXe siècle, on a commencé « à se dire infirmière » après avoir reçu une identité décrétée par un médecin. Puis, les infirmières vont obtenir le statut officiel d'auxiliaire médicale. Bien que les professions soignantes soient réglementées, les us et coutumes sont difficiles à changer. Les résistances des professions médicales sont grandes à l'égard de leurs assistantes, historiquement et hiérarchiquement soumises.

Aussi, toujours selon Michel Nadot : « La profession infirmière continue d'alimenter les clichés et repose sur des symboles et des croyances issues du passé ainsi que sur ce qui caractérise de manière générale, les carrières féminines de notre société ». En effet, il est surprenant de voir comment les infirmières restent en marge de certaines

---

[45]*Michel Nadot, Ph. D., est professeur d'histoire et d'épistémologie en sciences infirmières à la Haute école de santé de Fribourg (Suisse). Il a été infirmier, cadre de santé, professeur d'université, directeur adjoint et doyen responsable de la recherche scientifique à la Haute école de santé de Fribourg (Suisse).*

[46]*Nadot, M. (2012). Recherche fondamentale en sciences infirmières. La recherche historique sur les fondements d'une discipline. Recherche en soins infirmiers, 109, 50-55.*

évolutions. Par exemple, le travail de nuit est interdit pour les femmes, et ce, depuis 1898. Pourtant, les infirmières ont enfreint cette interdiction sans que personne n'y trouve à redire. Il a fallu attendre presque cent ans (1991) pour voir apparaître une réglementation sur le travail de nuit des infirmières, enfin (faiblement) rémunérées pour la pénibilité de cet exercice nocturne. De fait, j'ai, moi-même, travaillé dans l'illégalité pendant sept ans !

Pour les infirmières, la Seconde Guerre mondiale « va faire ce que deux siècles d'histoire n'étaient pas parvenus à faire »[47]. En effet, par leur mobilisation, leur courage et leur bravoure pendant les deux dernières guerres mondiales, les infirmières ont répondu efficacement aux besoins de la collectivité et des soldats. Après cette période, leur formation se généralise à l'ensemble du territoire français. D'ailleurs, la loi du 8 avril 1946 oriente l'exercice infirmier vers l'image d'une soignante qui a besoin d'acquérir un savoir scientifique, essentiellement biomédical, puisqu'elle est désignée comme l'auxiliaire du médecin. En effet, à cette époque, les savoirs scientifiques permettent aux soins infirmiers de se distinguer des soins domestiques de « soignage ».

Dans les années 60, le profil d'une infirmière technicienne s'affirme à la faveur des nombreux progrès médicaux. Cette image de technicienne perdurera assez longtemps, diluée, petit à petit, par l'introduction de savoirs disciplinaires émergents, notamment ceux des sciences humaines et sociales. Dès lors, dans les années 1970, la formation ne pourra plus faire l'économie de ces

[47] *Knibiehler, Y., & Leroux-Hugon, V. (1984). Cornettes et blouses blanches : les infirmières dans la société française, 1880-1980. Paris, France : Hachette littérature.*

nouvelles sciences pour pouvoir assurer une prise en charge globale et humaniste du patient. En effet, pour pouvoir saisir l'ensemble de la réalité physique, physiologique, psychique, sociale et culturelle d'un individu, d'autres savoirs disciplinaires sont indispensables. Le modèle bio-psycho-social est conceptualisé par Engel[48], médecin psychiatre. Engel critique la séparation du corps et de l'esprit, l'orientation excessivement matérialiste et réductionniste du modèle biomédical. Il introduit aussi l'idée d'un rapport égalitaire entre le médecin et son patient. A cette époque, le modèle bio-psycho-social est révolutionnaire et s'écarte de la tradition purement médicale. Les infirmières théoriciennes nord-américaines vont s'emparer de ces nouveaux savoirs en sciences humaines pour créer les modèles et théories de soins contemporains. Les modèles conceptuels, comme celui d'Abraham Maslow, ont fortement inspiré les recherches en soins infirmiers, notamment celles de Virginia Henderson[49] par l'étude du concept des besoins fondamentaux. Les diagnostics infirmiers, concepts utilisés pour décrire toutes les réactions humaines aux problèmes de santé réels, ou potentiels, vont permettre de révéler l'impact des maladies sur tous les domaines de la vie du patient.

---

[48] *Engel, G.L. (1977). The need for a new medical model: a challenge for biomedicine. Science, 196(4286), 129-136.*

[49] *Virginia Henderson est une infirmière, enseignante et chercheuse américaine. Elle est à l'origine du modèle des quatorze besoins fondamentaux. Dans sa conception, une personne est « en santé » tant qu'elle peut satisfaire seule à ses besoins. Le problème de santé va atteindre cette indépendance et rendre la personne dépendante du professionnel. Le rôle de ce dernier consistera donc à agir (en soignant, aidant, suppléant, etc.) pour permettre à la personne d'assurer la satisfaction de ses besoins fondamentaux avec le moins de dépendance possible.*

En synthèse, ces modèles de soins infirmiers répondent à une demande sociale des individus, malades ou non, permettant une prise en charge, pas uniquement centrée sur les pathologies, mais dirigée vers un patient singulier : « Être humain unique au sein d'un environnement, unique »[50].

« La maladie au médecin, le malade à l'infirmière » ?

Cet axiome souvent entendu pour simplifier à l'extrême la répartition des rôles entre médecin et infirmière est à nuancer. Il est très réducteur pour les deux professions. Pourtant, une nouvelle répartition des rôles semble poindre au travers de la création de « nouveaux métiers ». En cette fin du XXe siècle, entre la demande sociale et la réalité socio-économique, la loi de modernisation du système de santé véhicule l'idée de créer de « nouveaux métiers ». L'objectif est de diminuer les dépenses de santé mais aussi d'augmenter l'offre de soins liés à l'évolution des maladies dans les pays industrialisés. Certaines auteures suisses[51] l'argumentent comme suit :

« (…) le vieillissement de la population, la présence accrue de maladies chroniques, l'importance accordée aux soins de santé et les coûts financiers de ceux-ci, exercent une forte pression sur le réseau de la santé. Les interventions doivent être le plus efficace possible, avec un rapport coût/efficacité optimal (…) ».

De plus, à grand renfort de statistiques et de reportages sur des déserts médicaux dans certaines régions rurales,

---

[50]*Hesbeen, W. (1999). Le Caring est-il prendre soin ? Revue Perspective soignante (4), Paris, France : Seli Arslan.*

[51] *Morin, D., Ramelet, A. S., & Shaha, M. (2013). Vision suisse romande de la pratique infirmière avancée. Recherche en soins infirmiers, (4), 49-58.*

une pénurie de médecins est annoncée dans les médias depuis longtemps. Est-ce une bonne idée de justifier la création des infirmières en pratique avancée par la pénurie de vocations médicales ? À mon avis, il convient de nuancer cette idée plutôt alimentée par des données quantitatives, comme la démographie médicale ou l'augmentation exponentielle des dépenses de santé. Pour ma part, je préfère penser à la perspective qualitative d'une prise en soins d'un genre nouveau. En effet, ces soins dispensés par les IPA seraient d'une autre nature. Ils prendraient en compte tous les besoins des patients, et ce, dans toutes les dimensions bio-psycho-sociales de leur vie. Les IPA sont expertes dans les différentes mentions, mais aussi expertes dans la personnalisation des soins à la singularité des patients. Cette prise en soins, certes très chronophage, ne serait pas forcément plus coûteuse car elle serait prodiguée par des IPA moins bien rémunérées que les médecins généralistes ou spécialistes. Cet avis personnel m'évite de penser au dicton populaire : « Quand on a plus de grives, on mange du merle ». Humiliant pour les merles ? Faux et prêtant à polémique pour les grives ? Certainement.

Former des petits médecins ou des super infirmières ?

A mon sens, donc, la formation des IPA ne doit pas fabriquer des « petits médecins » qui ne soigneraient que certains patients aux maladies bien définies par la loi. En effet, les connaissances purement spécifiques dans le domaine des soins infirmiers sont nécessaires afin d'offrir une prise en charge complète car globale. Les soins infirmiers sont considérés comme des prérequis abordés en formation initiale, sur lesquels il est inutile de revenir. Le programme des études des IPA ne prévoit que quelques heures de sciences infirmières. En revanche, il compte un nombre d'heures pléthoriques de sciences biomédicales, embolisant les emplois du temps. De plus, les contenus théoriques restent, le plus souvent, enseignés de façon magistrale sur le mode traditionnel de transmission/réception de savoirs académiques. Mais, comme moi, W. Hesbeen émet des réserves sur ce format, ne développant pas les capacités des étudiants « à aller à la rencontre du « corps-sujet » [...], et non celui « centré sur tel organe ou fonction [...] ». Le modèle transmissif magistral est pourtant décrié depuis de longues années. Quid alors du nombre hallucinant de cours en amphithéâtre de 700 étudiants compressés dans un amphi surveillés par des vigiles privés ? Heureusement, le stage, son approche clinique et la simulation en santé sont des formats pédagogiques innovants qui permettent de développer l'apprentissage clinique, non pas d'un organe immatériel mais d'un corps humain complet et vivant… ou presque ! Il existe aussi d'autres méthodes inductives et actives qui permettent de « faire vivre » les apports théoriques. Mais, le dispositif de formation qu'est la faculté de médecine est-il organisé structurellement pour accueillir les méthodes pédagogiques telle la pédagogie inversée, les jeux de rôle, le travail en groupe de pairs ?

J'étais venue pour former des IPA avec des pratiques pédagogiques novatrices. J'avais l'ambition (démesurée ?) d'offrir une nouvelle dimension à la profession d'infirmière. Une conjonction d'événements semble m'en détourner. Ces objectifs contrariés sont tellement fondamentaux pour moi que ma santé s'en mêle et m'empêche de défendre bec et ongles mes valeurs professionnelles, pédagogiques et humaines.

Les pré-signaux de mon burn-out

Des signaux d'alarme ont tenté de me prévenir qu'un danger menaçait ma santé. Moi, je n'ai rien vu, ni rien entendu... ou si peu. Venue à bout de mon déni, je les considère aujourd'hui comme des avertissements, plus ou moins clairs, destinés à m'avertir d'une menace. Je les vois, peut-être à tort, comme des prodromes[52] de mon épuisement professionnel. Le lecteur tiendra compte de leur subjectivité et les appréciera comme tels. Ils seront relatés dans un ordre chronologique.

Quelques jours avant les congés d'été de 2017, j'ai très mal à la gorge. Partiels, diplômation imminente et contrariétés professionnelles pourraient-ils justifier une diminution de mon immunité ? Je soupçonne une angine ou une allergie ? De plus en plus gênée, je me tourne vers un pot de miel pour apaiser mon arrière-gorge. Rien n'y fait. Le vendredi après-midi, brutalement, mon cou se met à gonfler. J'absorbe 2 cachets d'Aerius®, m'auto diagnostiquant un possible œdème de Quincke d'origine allergique. D'habitude, je fais des rhinites légères. Rapidement, je file au cabinet de mon médecin traitant, à pied, n'ayant pas de difficultés respiratoires, ni de fièvre.

Son remplaçant semble inquiet. Il ausculte mon cou, puis ma thyroïde et constate le gonflement. À cette époque, je suis loin de faire de lien entre ma fatigue de fin d'année universitaire et l'angoisse. Suis-je seulement capable de les ressentir l'une et l'autre ? Je trouve d'ailleurs étrange que le généraliste me demande si j'ai des problèmes au travail. Précautionneux, il me prescrit un anti-inflammatoire stéroïdien per os. Je vais le chercher à

[52] *Ensemble de symptômes.*

la pharmacie par prudence, mais je ne le prends pas, déjà soulagée de la douleur et de l'œdème. Je suis guérie et je retourne à mon tas de copies à corriger ! Je ne prends pas l'arrêt prescrit. Encore quelques jours et je suis en vacances... Je vais pouvoir dormir et me reposer tout mon saoul… et finir de corriger les copies tranquillement. Cette année-là, mon fils a observé mon appétence exagérée pour mon canapé.

Un an plus tard, à la même période :

— Je trouve que tu dors beaucoup m'an... ! Il fait beau pourtant ! Remarque-t-il un jour de juillet 2018. Ma mémoire retient cette réflexion car mon fils a un sens de l'observation très aiguisé. J'entends, je retiens... mais je n'enclenche aucune réflexion, ni aucune action au sujet de cette fatigue.

Je dors beaucoup, certes, mais je me voûte aussi. Je sens mon dos s'arrondir et mes cervicales partir en avant. Sur les vidéos et les photos, je surprends ma posture de fée Carabosse. Ça ne me rajeunit pas ! Mon sens de l'apparence me fait demander un bilan postural chez un kinésithérapeute posturologue. Ce dernier me réalise des semelles censées corriger mon début de gibbosité. D'où vient cette sensation physique de plier sous un poids invisible ? D'une vieille cypho-scoliose non traitée ? Moi, je ne vois alors aucun poids peser sur moi ! Mon corps doit se tromper, non ?...

Début 2019, je termine ma thèse mais je surveille d'un œil un ami dépressif depuis un petit moment. Sa femme le trouve ralenti et peu motivé, notamment pour trouver du travail. Elle m'avait plusieurs fois alertée sur sa tristesse de l'humeur. Il vit dans ma ville mais son épouse travaille à Paris pendant la semaine. Cette dernière s'inquiète de plus en plus pour lui et me le « confie » en raison de ma proximité avec lui et de mes compétences de soignante probablement. La démarche de parler de ses problèmes de santé aux soignants de son entourage est fréquente. Moi, je m'engage presque toujours par amitié, mais aussi parce que je sais que la dépression est aussi dangereuse qu'un infarctus. J'ai bien essayé de faire au mieux pour aider Michel en lui proposant les services d'un psychologue, mais il semblait réticent à la démarche. Ô miracle, il m'appelle un soir. Je flaire un danger rien qu'au son de sa voix au téléphone. Je lui fixe d'autorité un rendez-vous en ville dès le lendemain. Quand je vais le chercher en bas de chez lui, je le trouve pâle, le visage figé. Aïe ! Quand il s'assoit sur le siège passager, je sens l'odeur de l'incurie facilement identifiable par les professionnels de santé ayant travaillé à l'urgence. Aïe ! Aïe ! Aïe ! S'il n'a même plus le courage de se laver, comment aller chercher du travail ? Son discours est lent et laborieux. Il n'a plus la répartie brillante que je lui connaissais. Ce n'est plus le « Mimiche » vif et pétillant de ma jeunesse. Après avoir obtenu son accord pour aller consulter un psychiatre, nous roulons vers un service d'urgence psychiatrique ouvert 24h/24h. A Ilot-psy, l'infirmière de l'accueil s'entretient avec Michel pendant une bonne heure. Moi, j'attends en salle d'attente, profitant de ce temps « libéré » pour continuer le long travail de relecture de ma thèse. L'infirmière semble inquiète et l'adresse directement à une psychiatre. Une nouvelle heure se passe à relire mon manuscrit de thèse. Je ferme mon ordinateur portable car le médecin m'appelle pour m'exposer ce qu'ils ont décidé tous les deux comme type de prise en charge. Mission réussie ! Le voilà mis sur les rails pour se soigner et sortir de cette sale période. Je suis soulagée. Mon évaluation clinique était exacte. J'espère qu'il va vite aller mieux sous antidépresseur et thérapie individuelle. Souhaitons qu'il ne porte plus ce masque de souffrance morale quand je le reverrai. Mon cœur se serre car, pour l'heure, il transpire la déprime et le mal-être.

Je le revois, en juin, à l'enterrement de son beau-père. Malgré les circonstances, je vois immédiatement qu'il va nettement mieux. Après la cérémonie religieuse, il me confirme que son état s'est nettement amélioré. D'ailleurs, il compte arrêter son antidépresseur cet été. Je lui réponds précipitamment d'attendre un peu et de voir avec son médecin pour ce lent sevrage. Mais, il est déjà parti discuter avec de la famille proche, revenue de l'autre bout de la France pour la triste occasion.

Fin novembre 2019, je reçois un SMS de son épouse. Il me glace. J'en frissonne encore. Mes intestins semblent remonter dans ma gorge.

— Michel est DCD.

Sans autres commentaires... Je sais d'avance qu'il s'est suicidé. La culpabilité m'envahit déjà. J'aurais dû le rappeler, insister pour ne pas qu'il arrête son traitement seul. J'aurais dû aller le voir chez lui quand sa femme m'a annoncé une rechute. J'aurais dû suivre mon idée de l'appeler ce week-end-là pour venir nous aider à déménager mon fils coincé par un lumbago... J'aurais dû. En effet, ce week-end-là, il s'est pendu. Retrouvé par les pompiers, son corps est emmené à l'institut médico-légal par la police. Juste à côté de mon bureau à l'IFSI. Ce que je vais devoir faire, c'est de supporter la présence de son corps meurtri dans un frigo de l'IML. Je peux voir le bâtiment de la fenêtre de mon bureau. Justement, la médecin légiste me rappelle. Je la connais. Elle mange dans le même self que moi. Le son de sa voix et les informations administratives qu'elle me fournit m'apaisent. Je veux savoir ce qui va se passer par la suite car Michèle est trop anéantie pour interroger qui que ce soit. Madame la docteur B., pleine d'empathie, m'alerte sur un point précis. Au vu de l'examen corporel du corps de Michel, la justice demande une autopsie. Il va falloir que je l'annonce à sa famille.

Le sol s'ouvre sous mes pieds. Je tombe. Ma chute n'est pas amortie. Je ne sais plus parler. Je frissonne. Je finis par demander très naïvement à Mme B. :

— Comment il faut faire pour dire ça ? Je n'y arriverai jamais...

Je m'effondre au téléphone. Je ne suis pas obligée de l'annoncer mais je crains que les policiers ne l'annoncent plus maladroitement que moi. Y arriverai-je ? Suis-je taillée pour ? Si je m'écoutais... Mais, bien sûr, je « prends sur moi ». Je l'ai déjà fait souvent pour des familles de patients. Je me sens investie de cette mission tellement lourde à porter. Mme B. me donne patiemment des conseils que j'écoute de loin. Mon accablement est abyssal. Pourtant, je prends mon téléphone comme pour assener intentionnellement le coup de grâce à sa femme, dévastée et pétrie de culpabilité elle aussi. Épouse, mère et beau-père se rejoignent chez le frère de Michel. D'un coup, ce ne sont plus mes amis ; ils sont devenus une famille anéantie que je vais accabler encore un peu plus par l'annonce d'une épreuve sordide. Leurs voix sur haut-parleur transpirent de regrets, d'incompréhension et de culpabilité. Je la sens cette saleté de culpabilité au téléphone... A la fois comparable et incomparable à la mienne, car puissance mille !

J'ai trainé mon chagrin coupable pendant les fêtes de fin d'année 2019-2020. J'ai reçu ma famille avec beaucoup de difficultés, aidée par mon fils et ma tante. Je ne parvenais plus à organiser le repas de Noël ! Un peu comme maintenant... J'étais embrouillée et dépassée.

J'ai pris des vacances en urgence, début janvier 2020. J'organise un court séjour à Saint-Pétersbourg pour me vider la tête au musée de l'Ermitage. Je n'avais pas eu le temps de le visiter entièrement lors d'un précèdent passage en Russie. Vite, vite il faut que ça cesse...Dans l'affolement, je perds mon téléphone à l'aéroport, un peu comme j'ai oublié mon sac à main à un arrêt de bus le 15 mai 2022. Pas facile de voyager sans téléphone en 2020. Rien ne m'aurait empêché de sauter dans cet avion pour rejoindre la légèreté et l'oubli. Je fonce donc.

Rentrée en France, j'observe que beaucoup de passagers du TGV portent des masques. Que se passe-t-il ? Je file me changer dès mon retour car je rejoins mes amies du bloc opératoire dans un restaurant. A l'époque, pas besoin de me reposer d'un voyage. Quand j'arrive un peu en retard au resto, elles sont toutes masquées ! C'est une blague destinée à nous souvenir du bon vieux temps ? Elles m'expliquent le début de la pandémie en France. Le bénéfice des vacances se dissout déjà dans un flot d'inquiétudes professionnelles.

A posteriori, je trouvais onéreux et excessif d'avoir besoin de partir en vacances à chaque congé scolaire, voire tous les deux mois depuis un certain temps. Mais, nous sommes confinés dès le 17 mars 2020 alors qu'un travail énorme de digitalisation de la formation infirmière nous attend. Tout ferme en France... Mais pas la formation des soignants. Je suis bouleversée par les mesures prises et très inquiète de la charge de travail que ces décisions impliquent. Je fais d'ores et déjà une croix sur les vacances de Pâques 2020. J'annule tous les projets !

L'été 2020, je trouve plus prudent de refaire ma cuisine entièrement que d'organiser un voyage qui n'aura peut-être pas lieu. En effet, le voilier restera à quai à Granville pour cause de fermeture des frontières à Jersey et à Guernesey.

En octobre 2020, je pars marcher dans le Jura, bien que déjà très fatiguée. J'emmène mon PC car je prépare un article scientifique qui sera publié en décembre 2020. J'en ai besoin pour être qualifiée maître de conférences en sciences de l'éducation. Je travaille le soir à sa correction. Les marches à travers les épicéas me revigorent malgré l'énergie que demandent les dénivelés positifs et les corrections du soir. Je reviens dépaysée, mais en quelques jours de travail, je sens la lassitude me gagner progressivement.

Nous serons de nouveau reconfinés pour les fêtes de fin d'année 2020/2021. J'irai voir la mer. Seule avec mon bolide. Tout y est fermé. Sur la plage, j'épluche des mandarines avec mes doigts glacés par les bourrasques du vent du Nord. Les amis ne sont pas venus avec moi, les jambes coupées par l'annulation du repas de nouvel an… une fois de plus. Comme au boulot, je fêterai le nouvel an avec mes chats en présentiel, ainsi qu'avec mes amis en distanciel sur Skype®. Même sans substances hallucinogènes, la période est psychédélique quand même !

Au printemps 2021, les restaurants sont toujours fermés mais je file quand même en Normandie avec ma décapotable remplie de plats préparés. J'ai loué des gites de la catégorie « fabuleux » pour fêter le déconfinement partiel. Le premier jour, je dors dans le gite de la Faisanderie, à Grandcamp. Je suis réveillée par les premiers rayons du soleil dans ma chambre plein est et par les précieux chevaux de course qui piaffent dans l'écurie. Le domaine est immense. J'essaie d'en faire le tour à pied. Ils peuvent gambader à l'aise les pur-sang ! Le propriétaire m'a dit :

— Tant que vous restez dans ma propriété, pas besoin de papiers, ni de limite ni de temps, ni de distance.

C'est la fête de la liberté à la Faisanderie !

La campagne normande se réveille progressivement sous le soleil d'un printemps précoce. Je visite, décapotée, Arromanches, puis Veules-les-Roses. Je suis enchantée par tous les détails que la nature offre comme merveilles, encore avec parcimonie en ce mois de mars. À Paluel, je dors dans un bel endroit entouré de bocage, de bois et d'un magnifique château. Je comprends tellement les peintres qui choisissent cette région pour rendre compte de la lumière exceptionnelle, pâle mais insistante. Trois jours de petits bonheurs que je savoure comme des bouffées d'air encore plus frais que d'habitude, puisque déconfinée. Je rentre chez moi oxygénée mais toujours un peu lasse. Trois jours ne me suffisent plus pour récupérer. Ma voisine de bureau, avec laquelle je partage au sujet de ma fatigue grandissante, incrimine mon grand âge...

— On n'a plus vingt ans ! dit-elle, fataliste.

Je pressens que non, ce n'est pas l'âge. Je pense même à un cancer ou une maladie chronique qui se prépare insidieusement dans mon corps.

Qu'importe !... Je réserve un billet de TGV pour Marseille début mai 2021, premier jour du re-déconfinement. Le très bel hôtel du Vieux-Port que j'ai choisi est quasi vide. Tout le personnel est masqué. J'ai droit au petit-déjeuner au lit pour cause de fermeture du restaurant. Les bateaux-navettes reprennent juste du service le matin de mon arrivée. Un bateau m'emmène sur l'archipel du Frioul, vide de touristes aussi. Il fait beau et je m'endors sur le sable d'une minuscule plage. Les goélands, hostiles, me réveillent avec leurs cris stridents. Ils m'agressent quand je passe trop près de leur nid. Je ris car je me retrouve couverte de fientes pour rentrer au port de Marseille. Je reviens au port très sale, mais ivre de soleil, de vent et d'une liberté retrouvée. Je ne me souviens plus avoir ressenti une fatigue anormale. J'aurais pu être fatiguée, car lors de mes deux fois quatre heures de TGV, j'ai compté mes heures de travail supplémentaires à l'IFSI. Selon mes comptes, depuis un an, je cumule un mois de travail en heures supplémentaires ! In-cro-yable ! Je réalise un PowerPoint pour le montrer à la direction de l'IFSI et à mes collègues dès mon retour. J'ai la preuve mathématique d'une surcharge de travail substantielle. Je n'ai pas fait que compter. J'ai aussi réparti ces heures entre pédagogie directe, pédagogie indirecte, et « autres ». Cette surcharge ne bénéficie ni aux étudiants, ni à la pédagogie mais aux tâches administratives, transversales, voire de secrétariat, qui nous incombent de plus en plus. Je tiens le bon bout ! J'ai la preuve. Je n'ai pas perdu mon temps dans le train. Un espoir fou de voir arriver une nouvelle organisation de travail me réjouit d'avance. Pourtant, je ne suis pas née de la dernière pluie. Un enthousiasme candide m'envahit souvent quand l'espérance pointe le bout de son nez. J'y crois toujours « à donf ! », comme disent les étudiants. Bien sûr, rien ne changera finalement. C'est accablant de constater l'inertie de certaines organisations de travail.

A l'été 2021, je pars sur le bateau d'exploration polaire d'Éric pour découvrir les Glénan et les îles du golfe du Morbihan.

En octobre 2021, je pars marcher à Erquy, Plurien et Val-St André avec mon club de randonnée.

Au moment des fêtes de fin d'année 2021/2022, ma chatte « Pandora » est euthanasiée, arrivée au bout du bout d'une tumeur maligne du cou. Avec l'opération de la dernière chance de mon frère, le décès de Pandora et mon nouveau poste à la fac dans lequel je décèle déjà les immenses dysfonctionnements, l'année 2022 s'annonce mal. En attendant, je peaufine le guide méthodologique du mémoire des IPA pendant ces vacances d'hiver. Je le propose au bureau qui le valide la veille du nouvel an. En effet, nous profitons de la trêve des confiseurs pour bosser plus tranquillement... Pas faux, hélas… mais fatiguant ! De toute façon, il faudra attendre la relecture d'Olive Dufeu pour le diffuser aux étudiants. Peut-être que le ministre de la Santé voudra y jeter un œil aussi...

Avec tout ça, il me reste trois jours de vraies vacances. Je ressens un besoin vital de passer trois jours silencieux, à l'abri dans une abbaye cistercienne afin d'apaiser le brouhaha déjà constant dans ma tête. M'isoler, me taire, me tourner vers moi dans le refuge bienveillant des hommes de Dieu. Trois jours me paraissent une éternité en regard de tout le travail restant à accomplir. Je me dépêche donc de me reposer en silence pour bien commencer l'année 2022. Aller vite pour se reposer est un non-sens que je mets en pratique, sans sourciller, fin 2021.

Les randonnées au Cap Vert en février 2022 me ressourcent mais me fatiguent physiquement beaucoup. Une erreur de niveau a été faite par l'agence de voyages. Chaque jour, je finis la randonnée sur les genoux... qui craquent plus que jamais.

Ultimes avertissements non entendus : deux dons du sang plutôt, j'avais mis plusieurs semaines à m'en remettre, et même, je m'évanouissais à la fin du don. Une fatigue, de plus en plus profonde et de moins en moins résorbée par le sommeil, me fait prendre la décision d'arrêter les dons de sang mensuel en mars 2022.

A Pâques 2022, je me repose chez moi. Je fais « juste » un rapide aller-retour à Noirmoutier pour aller pêcher des coques avec mes amis belges pendant les grandes marées. 1900 kilomètres. Avec mon bolide décapoté, je me sens increvable et invincible ! Tout roule pour moi !

La spirale infernale des engagements

Je viens de raconter les signaux qui auraient pu m'alerter depuis longtemps. Ils ne se sont pas additionnés mais multipliés, comme se sont multipliés les engagements professionnels. Leur nombre et la pluralité de mes activités étonnaient mon entourage mais, moi, je ne me rendais vraiment pas compte. Je me sentais comme dans l'obligation de les assurer toutes avec la même vigueur… Comme si ma vie et mon honneur en dépendaient !

En effet, le doctorat n'est pas un diplôme comme les autres. La recherche entreprise pendant le doctorat, c'est ce que l'on appelle la thèse. Elle permet de produire des connaissances nouvelles dans la discipline choisie. « La soutenance n'est pas la fin du travail de thèse, ce n'est que le début ! », nous le rappellent souvent nos ainées. Donc, après ma thèse, j'ai voulu publier le fruit de mes recherches. C'est comme ça qu'il convient de faire dans les milieux universitaires. Tout le monde ne le sait pas.

Après ma thèse, j'ai donc écrit et publié un article dans une revue à comité de lecture[53] indexée par le HCERES[54]

---

53 Bargibant, C. (2020). « Les préjugés : un frein à l'apprentissage », Éducation Permanente, n° 225. p. 161-170.

54 HCERES : Haut Conseil de l'évaluation de la recherche et de comme il se doit. C'est un passage obligé pour obtenir la qualification de maître de conférences. Je l'ai obtenu en mars 2021. En revanche, je n'ai jamais réussi à écrire ce livre que deux éditeurs attendaient avec impatience. J'avais bien le titre… mais le contenu n'arrivait pas jusqu'à mon clavier. J'étais fatiguée rien que d'y penser. Je pestais contre cette incapacité de produire un ouvrage que les autres collègues semblaient écrire en toute facilité à mes yeux. En effet, l'inspiration n'était pas là. Mon corps, et en particulier mon cerveau, savait bien que j'en étais incapable pour le moment, déjà épuisée. Ma conscience l'ignorait !

Je passe sur les autres publications avec ou sans comités de lecture, les chapitres de contribution à certains ouvrages[55]. Certains ont été édités, d'autres non au gré de la propagation du virus. La plupart d'entre eux sont listés dans la bibliographie. Il y a aussi les communications orales dans différents congrès et autres actes de colloques à Montréal, Genève…

A l'écriture de toutes ces lignes, le tournis me prend.

… Je suis aussi experte occasionnelle dans des comités de lecture, jurys de Master 2 dans les universités françaises qui me sollicitent…

J'ai la nausée rien que de me relire.

… J'assure aussi une présence assidue au RésIDoc [56] où je diffuse mes résultats de thèse devant une poignée de collègues infirmières et docteurs en sciences. Nous organisons des sessions d'information destinées aux infirmières intéressées par un doctorat. Pendant les

---

l'enseignement supérieur.

[55] *Bargibant, C (2020) Pour une prévention des accidents liés aux soins. Le cas des aides-soignantes en formation infirmière, dans Hesbeen, W. (2020). L'accompagnement des étudiants infirmiers en stage : Repères pour favoriser un tutorat éthique. Seli Arslan.*

[56] *RésIDoc : Réseau des infirmiers docteurs.*

réunions parisiennes, nous partageons nos travaux et notre réflexion sur l'évolution de notre profession. Là-bas, nous essayons aussi de répertorier toutes les infirmières docteures dans toute la France avec le fol espoir de nous fédérer ! ... Je suis, également, membre du GRP[57] de mon établissement. Il est destiné à dynamiser la recherche paramédicale dans l'hôpital. Notre conférence annuelle devient « *the place to be* » dans le milieu paramédical régional.

Je fais une pause dans l'écriture de ce chapitre pour ne pas rechuter. L'évocation de mon hyperactivité d'alors m'étourdit encore pour de vrai à ce jour.

C'est bientôt fini... Un petit effort Catherine.

Aussi, après ma thèse, la discipline des sciences infirmières voyait le jour fin octobre 2019. Je suis intervenue oralement dans tous les endroits qui le permettaient pour rendre visible cette excellente nouvelle. Mais, le plus souvent mon enthousiasme faisait flop ! Hélas, peu de professionnels prennent la mesure de cet évènement. Il faut connaître de l'intérieur les enjeux. Nous n'avons pas encore acquis la culture universitaire. Je suis bien placée pour m'en rendre compte. Sans me décourager, j'ai défendu bec et ongles les sciences infirmières et l'entrée dans le système L-M-D des infirmières, sous l'égide de RESIDOC ou pas, avec le soutien de l'Ordre des infirmiers en la personne de son président régional.

J'avais l'impression de passer d'un train à l'autre, d'un congrès à un autre, de table ronde en table ronde... le tout dans des domaines disciplinaires différents. Mais la spirale tourne de plus en plus vite et s'emballe.

---

[57] *GRP : Groupe de Recherche Paramédicale.*

… Pourtant, le lendemain de ma thèse, j'ai repris mon poste de formatrice à 100% à l'IFSI, ce qui, selon mon calcul ferait plutôt 150% au bas mot. Je crois gérer.

Rentrée à l'IFSI, je fais face à une seconde déconvenue institutionnelle. Moi, qui avais repris docilement, mais à contrecœur, la gestion passionnante des salles de cours, voilà que celles-ci se mettent à changer de numéros pendant l'été 2021 ! Bien sûr, aucune logique ou presque. Aucune concertation non plus ! Un détail ? LA goutte d'eau ? Il existe au total 80 salles de cours à l'IFSI. Les bras m'en tombent et mes neurones fatigués prennent le maquis. Le vase est presque plein mais je le néglige encore et toujours. Comment faire autrement que de se sentir fataliste et soumise face aux décisions déconcertantes d'une administration qui ne réfléchit pas plus loin que le bout des normes de qualité ? Qualité pour qui ?

Cynique, je me dis que quand la coupe est pleine, on la jette en arrière en criant : *wasze zdrowie* ! en polonais, ou à *votre santé* ! en français !

Troisième partie
« MON » burn-out

Chapitre 5

Je suis une « arrêtée de travail » inapte

*Je suis **tombée** le 10 mai 2022 à 10 heures précises. Au jour où j'écris ce chapitre, le 30 juillet 2022, je suis en **arrêt de travail** pour un **burn-out** depuis plus de deux mois et demi.*

Ces deux lignes résument ma nouvelle identité à ce moment-là. Chaque mot y a son importance. Je dois avouer qu'ils sont reliés, dans mon esprit, à des ressentis très désagréables.

Selon moi, les termes les plus douloureux sont « **arrêt de travail** ». Ces mots prononcés par le médecin m'ont donné un vrai coup de poing dans le ventre, me coupant le souffle. J'étais alors persuadée que mon travail ne pouvait souffrir ni de faiblesse, ni d'absence pour faiblesse. A ce jour, sa durée dépasse même l'entendement et provoque des vagues successives de culpabilité et d'humiliation… Même pour aller accoucher, je me suis arrêtée moins longtemps ! D'ailleurs, ma nouvelle condition « d'arrêtée de travail » depuis tant de temps m'inquiète. Il s'agit bien d'un arrêt-MALADIE. Quid de mon état de santé général ? Que sont devenues mon insolente santé, ma belle énergie et ma vitalité ?!

Qu'à cela ne tienne… Il doit y avoir erreur… Encore quelques jours de repos et j'y retourne !

Le mot « **tombée** » évoque pour moi le déshonneur, la honte, la preuve que l'on a failli. Faillir à sa mission, à son projet et à son ambition. Mais aussi, il signifie que l'on est à terre, stoppé dans son élan, Hors Service, HS… Inapte ! C'est d'ailleurs, ce qui est écrit sur l'avis médical délivré par le service de santé au travail de l'université : INAPTE !

Qu'à cela ne tienne, quelques vitamines, du sommeil et je repartirai !

Circulez ! Il n'y a plus de santé, plus d'énergie et plus de vitalité ! Je fais un « **burn-out**[58] » selon le médecin du travail. Troisième mot diabolique. Dans les pays francophones, on parle plus volontiers de syndrome d'épuisement professionnel.

En théorie, je sais ce que c'est. Je suis soignante, cadre infirmier, formatrice dans un institut de formation d'infirmières. En théorie... Mais en théorie, ce n'est pas une vraie/fausse maladie[59] qui va m'empêcher d'y retourner. Qu'à cela ne tienne, je vais foncer, tête baissée, dans les très nombreux jurys de soutenance et les partiels de cette fin d'année universitaire. Il y a tellement de travail à abattre, et aussi, tellement de combats à mener pour faire reconnaître ma belle profession d'infirmière.

---

[58] *Le burn-out, selon l'O.M. S, est un « état d'épuisement physique, émotionnelle et mental résultant d'une exposition à des situations de travail émotionnellement exigeante. Le syndrome inclus trois dimensions : l'épuisement, à la fois physique et psychique ; la dépersonnalisation (ou cynisme) se traduit par un retrait et une indifférence vis-à-vis du travail, et enfin, la perte d'efficacité au travail et la dévalorisation de soi ».*

[59] *Dans la 11e révision de la classification internationale des maladies (CIM–11), le burn-out, ou épuisement professionnel, est considéré comme un syndrome résultant d'un stress chronique au travail qui n'a pas été géré avec succès. Le burn-out (code QD85) est classé dans la section des « problèmes associés à l'emploi ou au chômage », plutôt que dans le chapitre 6, portant sur les troubles mentaux, comportementaux et neuro-développementaux tels que les troubles de l'humeur ou d'anxiété. Il est ainsi considéré comme un « phénomène » plutôt qu'un trouble médical en soi. Le burn-out est passé de la catégorie « facteur influençant l'état de santé » à celle de « phénomène lié au travail », mais sans entrer, pour l'instant, dans la liste des « maladies ».*

Il me faudra plusieurs séances de psychothérapie[60] pour commencer à intégrer la réalité que je ne suis plus capable de faire mon travail depuis ce 10 mai 2022 à 10 heures. Comment ne m'en suis-je pas rendu compte quand je me suis perdue dans ma propre ville, quand j'ai oublié où se situait la mairie, quand je n'ai plus su conduire, plus compter, ni lire, ni être attentive plus de quelques secondes. C'est ahurissant ! Le 10 mai 2022 à 10 heures précises, mon cerveau s'est mis en service minimum et mon corps l'a suivi. Je suis inapte au travail en raison d'un burn-out… mais je suis inapte dans ma vie quotidienne aussi ! S'il m'a fallu un accompagnement psychologique pour prendre conscience de mon inaptitude professionnelle, je me suis sentie isolée pour admettre mon inaptitude au quotidien. Preuve que la conscientisation de ma pathologie n'est pas encore complète. Mais, trouver un psychiatre ou un psychologue spécialisé dans la souffrance au travail n'est pas chose facile. Le psychologue de la médecine du travail m'a orienté vers une prise en charge assez « rapide » avec un psychiatre. J'ai obtenu, un rendez-vous pour le 18 juillet. En conséquence, de fin mai 2022 à juillet 2022, j'expérimente seule les symptômes plus ou moins invalidants de cette « maladie » sur laquelle je lis des éléments contradictoires.

Ce n'est pas à proprement parler une maladie, mais j'apprends qu'elle est dangereuse[61]. Je ne comprends pas bien. Mais je ne comprends plus RIEN depuis le 10 mai à 10 heures. Les spécialistes s'accordent aujourd'hui sur le fait que le burn-out prend sa source dans l'environnement

---

[60] *Trois consultations maximum avec un psychologue du travail sont proposées par ce service santé au travail.*

[61] *Cf. le titre du livre de Pezé, M (2010) « Ils ne mouraient pas tous mais tous étaient frappés ». Journal de la consultation « Souffrance et travail » : 1997-2008 ([2e édition]). Paris, France : Flammarion.*

de travail et qu'il est le résultat d'une interaction, d'une rencontre entre des facteurs organisationnels et des facteurs individuels. En faisant appel aux données scientifiques je comprends que cette non-maladie est protéiforme, c'est-à-dire, qu'elle peut prendre les formes les plus diverses. Marie Pezé[62] explique que « le type de symptômes du syndrome d'épuisement professionnel peut changer selon la nature des pressions qui s'exercent sur l'individu. »

---

[62] *Pezé, M. (2022). Prévenir et soigner le burn-out : Pour les nuls. Paris, France : First Éditions.*

Chapitre 6

Mes symptômes à MOI

En décrivant l'arrivée fulgurante du burn-out, le 10 mai à 10 heures, j'ai déjà expliqué les symptômes qui m'ont atteinte ce jour-là, ainsi que leurs retentissements sur mon activité professionnelle. Dans mon quotidien, les symptômes se déclinent en exemples précis que je vais raconter. Est-ce la peine d'en faire un roman ? Ça vaut peut-être le coup, car les signes sont peu développés de manière pratico-pratique dans les livres de médecine. Ils sont généralisés et désincarnés. Les livres ne racontent pas comment les signes cliniques représentent des handicaps quotidiens pour les victimes de burn-out. En plus, ils sont variables car propres aux individus et à la singularité de leurs activités quotidiennes.

J'avais eu la bonne idée de les noter sur mon agenda, en raison des oublis qui m'accablent, mais aussi, de mon précieux rendez-vous avec ma nouvelle psychiatre. J'illustrerai quelques-uns de ces symptômes les plus invalidants : les troubles de la concentration, les troubles de la mémoire, l'épuisement physique et l'épuisement émotionnel. Ces quatre symptômes engendrent une véritable perte de l'estime de soi, comme décrit dans beaucoup de pathologies empêchant une vie quotidienne habituelle. Simultanément, ils entrainent de vraies situations de handicap en cascade.

Je souffre donc de **difficultés de concentration**. Je perds le fils de mes idées quand je parle ; je ne sais plus ce que je viens faire dans mon garage ; je lis dix fois la même phrase dans le seul livre que je parviens à lire. Quand je m'en plains, beaucoup de personnes me disent immanquablement :

— Ça, ça m'arrive tous les jours ! Ne t'inquiète pas !

... Sauf que moi, ma voiture m'amène à un endroit où je n'ai pas décidé d'aller. Parfois c'est la place de la ville où j'habite, parfois le parking d'Intermarché. Même moi, je ne peux pas le deviner. Je ne maîtrise plus ma volonté car mon esprit s'envole souvent vers des ruminations ou des pensées parasites. Très vite, j'ai jugé raisonnablement, que ce symptôme était dangereux en situation de conduite automobile. Donc, en aucun cas, je ne conduis ma puissante décapotable qui reste, sagement sous sa housse en soie, dans l'attente de sa vente. À l'avenir, je roulerai en C4 Cactus, tant pis...

Mais, avant de vendre mon bolide, il faut que je paye l'amende de 90 euros pour excès de vitesse. Je l'ai obtenue lors de mon voyage-éclair à Noirmoutier en avril. Les contraventions à payer, en un clic, c'est facile ! Ce n'est pas la première fois que je paie mes impôts et mes amendes sur Internet. Sauf que tout devient très compliqué quand on a un quotient intellectuel de bulot ! J'avais cru y parvenir... Sauf que, mi-juillet, j'ai reçu une majoration de 375 euros pour non-paiement de mon excès de vitesse de 54 km/h au lieu de 50 km/h. D'abord, je suis revenue épuisée de mon « expédition » à la Poste pour aller chercher ma lettre recommandée de majoration. Ensuite, j'ai mis plusieurs heures à comprendre le courrier recommandé. Surtout, j'avais l'impression que je ne réussissais pas à lire la minuscule police d'écriture de la police de la route. Troubles de la concentration plus troubles de la vision ? J'ai donc téléphoné pour expliquer mon cas oralement. Une gentille téléconseillère me dit :

— Votre tentative de télépaiement a dû avorter avant la fin de l'opération... Suivi de l'immanquable :

— ... Ça m'arrive souvent aussi à moi !

Elle me conseille de faire appel de cette décision. D'accord. Après la longue sieste qui me redonne un peu d'énergie, je prends lentement connaissance de la marche à suivre pour monter le dossier de recours et expliquer ma situation. Arf ! Je n'y arriverai jamais ! Sont-ce des troubles de la concentration, de la vision ou mon quotient intellectuel qui chute encore plus bas que celui d'un crustacé ? Je réalise donc cette démarche de recours en trois ou quatre fois, m'arrêtant à chaque défaillance ou sensation de faiblesse.

Qu'à cela ne tienne, avant de reprendre cette démarche administrative compliquée, je m'arrête donc un moment. En attendant, j'optimise mon temps de pause et décide de prendre le bus pour aller rendre le livre emprunté à la BU. En effet, je sais déjà que je n'y retournerai plus pour y travailler. Je ne veux pas que les aimables bibliothécaires me prennent pour une maraudeuse ! Cependant, la fatigue et l'angoisse me saisissent la gorge au plus le bus se rapproche. Ouf !... La BU est exceptionnellement fermée. Je reprends vite le bus en sens inverse, soulagée. Tellement pressée de renter, j'oublie mon sac à main sous l'abribus ! Oui Oui ! Avec le livre dedans... et mes clés et mes papiers, argent et carte bleue !!!! Alors oui, je comprends, en profondeur, ce que veulent dire « troubles de la concentration », et ce, dans tous les domaines de ma vie quotidienne.

Ces récits sont peut-être anecdotiques pour des livres de médecine, mais quid des difficultés connexes et pratico-pratiques des troubles de la concentration ? Je vous en livre le récit ci-après.

J'ai ouvert ma porte d'entrée avec l'aide des clés laissées chez ma voisine. Tout de suite, j'ai fait opposition à ma carte bleue. Ensuite, j'ai dormi deux heures, anéantie émotionnellement. J'ai mis plusieurs jours pour refaire les clés, rechercher les photocopies des papiers et entamer leurs duplicatas officiels. Heureusement, une bonne âme a glissé les originaux dans ma boîte aux lettres... Mais pas l'argent... Ni le livre de la BU ! Heureusement aussi, un ami a eu la prudence de venir me changer ma serrure car, moi, je n'avais pas fait le lien avec un éventuel cambriolage ! Ah oui... il y avait aussi le petit carnet avec tous mes mots de passe de ma banque, mon ordinateur, mon *cloud,* etc. qui ont disparu avec le sac ! Quelle galère de réparer toutes ces erreurs sans cerveau ! Un ami changera tous mes mots de passe afin de ne pas cumuler les complications de cet oubli/vol. Lui, il mettra une demi-journée avec un cerveau normal ! Charge à moi de mémoriser les nouveaux mots de passe... ou pas ! Avec cette accumulation de problèmes connexes liés au manque de concentration, la demande de recours pour l'amende n'est toujours pas finalisée. Mais, le gros effort pour finir la démarche fut récompensé par l'annulation de la majoration à l'aide du certificat d'inaptitude au travail pour burn-out. Enfin, un bénéfice secondaire positif ! Au total, l'ensemble a dû me prendre plus de dix heures, c'est-à-dire, cinq fois deux heures environ.

Quelques semaines plus tard, comme il fait très beau, je décide d'inviter mon fils et ma mère à un barbecue. Est-ce bien raisonnable ? Pourquoi ne pas les recevoir au restaurant, comme je l'ai fait pour mon anniversaire, le 18 mai 2022. Je suis plus que fatiguée, malgré de nombreuses heures de sommeil cumulées. Je dors 20h sur 24h, comme les chats ! Pourtant, la Belle au bois dormant essaie, quand même, de réaliser l'exploit d'un barbecue pour trois. Le récit de ce repas illustrera **les troubles de la mémoire** immédiate dont je souffre. Je me rends compte à quel point recevoir deux personnes pour un repas nécessite une mémoire que je n'ai plus. Il s'agit d'aller faire les courses, à pied donc, avec une liste en main et une petite charrette. Vite revenir avant d'être vidée de toute énergie. Penser à ne pas perdre son sac, sa carte bleue, ni sa liste. Il faut aussi décharger les courses et ne rien oublier dans le fond abyssal de la charrette. Penser aux boissons à rafraichir en cette première canicule de 2022, au charbon de bois qui s'est caché, je ne sais où... Arf... M... Il faut tondre aussi !!!!... Nettoyer le salon de jardin également !!! Je laisse tomber. Mon fils s'occupera de tout. J'arrête de m'acharner. Je pense que j'arrête, je voudrais arrêter... mais je continue... Puisqu'au final, je n'annulerai pas. J'aurais dû.

Pareil pour mon projet de partir en psycho-cure thermale à Saujon pour me mettre au vert pendant trois semaines. J'en parle à mon médecin traitant et à une amie qui connaît bien l'endroit ; les deux m'encouragent vivement. Sauf que... réserver une cure thermale dans mon état n'est pas si simple. Je passe sous silence les demandes administratives de tout poil ! Sécurité sociale, papiers, demande de sortie exceptionnelle, re-papiers, réservation des billets de bus et de train. Les coups de téléphone passés pour les réservations m'épuisent. Mon logement est réservé *in extremis* ; je devrai changer d'appartement à la fin de la première semaine, puis déménager dans un autre si je veux finaliser mon inscription très tardive. Soit ! J'ai une grande habitude des voyages, même seule. Sauf que, fin juin, la grande voyageuse flippe à l'idée de partir, sans voiture, en Charente-Maritime, seule, épuisée, angoissée, trainant un sac de linge pour trois semaines. Et bien sûr, sans mémoire pour me souvenir des numéros de quai, des destinations et de l'heure des correspondances. Tout se mélange. La veille de mon départ, j'ai arrosé mes géraniums avec du vinaigre blanc oubliant que je voulais détartrer une casserole. Je ne suis vraiment pas sûre d'arriver à Saujon !

Encore deux autres signes handicapants : **l'épuisement physique** qui réduit mes projets, même minimes. Et, en cascade, **la perte de l'estime de soi** liée aux multiples bêtises, plus ou moins lourdes de conséquences qui se multiplient ! Pas prévue au programme, la perte de l'estime de soi ! Quelques mois plus tard, je me suis trompée de train, non pas par manque de concentration, mais par perte de confiance en mon ex-mémoire d'éléphant.

— Quai n°1 ? Il n'y a pas de train !! Je panique.

— J'ai dû me tromper de chiffre sur mon appli SNCF... encore une fois ! Je m'auto-blâme, de plus en plus agacée.

— Prenons celui du quai n°0 !

Pfft ! Je me suis retrouvée à 30 kilomètres de chez moi ! Le contrôleur a veillé à me faire prendre le bon train en sens inverse. Comme si, je n'étais pas assez humiliée... et fatiguée.

En bref, les signes du burn-out ne s'additionnent pas, ils se multiplient !

En plus, très vite, je constate ma très grande sensibilité se concrétisant par des débordements émotionnels excessifs. Il s'agit d'un des symptômes du déstabilisant « syndrome d'**épuisement émotionnel** ». Je le vis comme un OVNI qui se poserait dans mon jardin. Évènement peu probable !

Par exemple, pour la fête des mères 2022, ma mère nous invite, mon fils et moi. Le 29 mai, je suis fatiguée ; je n'ai pas encore appris à refuser les invitations qui me fatiguent ; souvent pour faire plaisir aux autres ! La fête des mères !

Quand même... Un petit effort, Catherine !

Nous buvons l'apéritif. Je ne me souviens plus de ce que l'on boit, ni de ce que l'on mange. Mon frère et sa future veuve ne sont pas là. Maman est déçue et triste de leur absence. Moi, malgré le pronostic très sombre qui plane sur l'astrocytome cérébral de grade IV de mon frère, je préfère ne pas les voir. En effet, la future veuve est potentiellement méchante, donc dangereuse pour moi. Elle est capable de violences psychologiques et verbales. Je le sais. Je l'avais repéré bien avant ; mais depuis un mois, ce penchant de sa personnalité m'effraie bien davantage. J'ai déjà observé la violence de ses propos envers ses voisins, pour une gouttière mitoyenne et quelques mètres carrés de clôture. Un procès est en cours. Aussi, je l'ai entendu insulter son propre frère, avec qui elle dit être en procès aussi. A l'époque, je n'ai fait que constater les faits et plaindre secrètement mon frère. Aujourd'hui, sachant sa toxicité potentielle, je sens qu'il vaut mieux me protéger d'une éventuelle blessure supplémentaire ! ... Même pour avoir le plaisir de voir mon frère déjà en fin de vie. Il n'y a pas que la violence des mots qui peut me blesser, la violence des actes est aussi très traumatisante. Je me sens inconfortable de devoir me protéger de la future veuve, alors que je sais la fin de mon frère très proche. Je me reproche de devoir jeter le bébé avec l'eau du bain. Dès lors, me protéger me prive de la présence précieuse de mon frère, ce qui bien sûr, me culpabilise.

Donc, ils ne sont pas là le 29 mai 2022. Nous mangeons, la télé allumée sur les informations de la guerre en Ukraine. Les échanges entre mon fils et moi sont abondants, mais ils deviennent vifs. Très vite, ils nous opposent d'un point de vue politique. Les larmes me montent devant son opposition avec moi au sujet de Vladimir Poutine ! J'éclate en sanglots et m'allonge dans le canapé de ma mère, un coussin sur le visage. Je ne parviens pas à m'arrêter de pleurer pendant une heure sans que ni moi, ni mon fils, ni ma mère ne comprennent bien ce qui se joue.

Bonne fête des mères !

Pareillement, je ne comprends pas bien pourquoi, seule chez moi, désœuvrée mais trop épuisée pour m'occuper, je pleure quant au destin des animaux de la SPA, dans l'émission *Animaux à adopter*. Quand l'animal n'est pas choisi et reste seul dans son box, je pleure à chaudes larmes. Mais, quand certains animaux finissent par être adoptés par une famille aimante, je sanglote. Je décide de boycotter cette émission visiblement trop « violente » pour moi !... Je dois donc apprendre à ne regarder que des films ou des émissions bienveillantes et paisibles. Reste *La petite maison dans la prairie* ? J'examine donc les synopsis des films et le programme TV avec minutie pour y rechercher les avertissements « moins de 10 ans » ou les « certaines scènes pourraient choquer les plus jeunes téléspectateurs ». Dans la vraie vie aussi, je fuis les situations à risque autant que faire se peut. Par exemple, le 4 juin 2022, une grande braderie est organisée dans la ville d'habitation de mon frère. Maman et moi, fans de vides greniers, y allons chaque année rendant au passage une petite visite à mon frère et sa femme. Cette année, maman me demande de la déposer chez son fils malade, après accord obligatoire de la future veuve. Nous ne parvenons à voir mon frère librement que quand il est hospitalisé dans « mon » hôpital, mais pas quand il est à son domicile. Il nous faut demander l'autorisation pour pouvoir rentrer en contact avec lui. Moi, je décide d'entrer le saluer après mon tour de braderie, car je sais qu'il ne faut pas que je me frotte trop longtemps à la future veuve. Je suis très fâchée contre elle. En effet, quand il a été opéré en novembre 2021, elle avait été assez odieuse pour donner de fausses mauvaises nouvelles à ma famille en annonçant :

— Il ne sait plus marcher et il fait pipi partout !

Pas de chance, je venais de poster, sur les boîtes mails des uns et des autres, un film de mon frère marchant seul avec sa kiné dans les couloirs du centre de rééducation, preuve de ses progrès et de la disparition de son hémiplégie. Elle m'en avait, sans doute, beaucoup voulu... Mais, quand elle a annoncé devant lui :

— Je ne le reprendrai pas ! Il est trop handicapé !

Mon sang n'a fait qu'un tour. Comment faire preuve de si peu d'empathie devant une personne aussi gravement malade ? La chirurgienne avait donc décidé un transfert en centre de rééducation, m'expliquant :

— Votre belle-sœur m'a dit qu'il risquait de chuter dans l'escalier pour monter dans sa chambre au premier étage !

— ... Sauf que sa chambre est au rez-de-chaussée ! rectifiais-je. Que cherchait-elle ?

Donc, dans mon état, pas question de passer plus de quelques minutes en compagnie de cette petite peste !

Nous arrivons devant leur maison, dix minutes avant l'heure prévue, c'est-à-dire, à 9h.

— Aaahhh mais... Il est trop tôt ! Nous ne sommes pas prêts ! Que faites-vous déjà ici ? reproche la future veuve.

J'abandonne ma mère dans cette ambiance tendue après avoir lancé à la cantonade depuis ma voiture :

— Eh bien ! ... Quel accueil !

Flairant l'esclandre, je disparais pour me garer plus loin. Je suis consciente de fuir et de n'avoir pas assez de force pour faire face à son comportement très déplacé. Étrangement, ma mère, résignée, se tait. Je fais mes emplettes jusqu'à 11h30 environ, peu concentrée, en espérant que mon frère n'ait pas à souffrir de cette visite très mal engagée. Deux heures trente plus tard, je retrouve ma mère, debout, près d'un tabouret de bar sur lequel elle n'aura pas su s'asseoir. Elle a gardé son chapeau noir sur la tête, toujours en imperméable. Mon frère, sur son fauteuil, derrière l'ilot central, est jovial et souriant comme à son habitude. Lui, il semble content de voir sa *jeune sœur* dit-il, flatteur, alors que je suis l'aînée. Quand je lui demande comment il se sent, l'hémiplégique malicieux me répond :

— À moitié ! Pourquoi ?!

Je souris toujours à cette blague de salle de garde qu'il me réitère depuis sa rechute. Sa femme interrompt vivement l'échange entre mon frère et moi :

— Hier, il est tombé ! Je suis trop petite pour le relever...

In-cro-yable ! Je parle au boucher et c'est l'andouille qui répond ! Comme si c'était elle qui allait disparaître de la terre dans les semaines qui viennent. Fière de ses jeunes « connaissances » en réanimation, elle ajoute, guettant mon approbation :

— Je l'ai vite mis en PLS ! se gausse-t-elle

Elle attendait probablement que je la félicite pour ce geste inadapté dans une situation de perte d'équilibre. J'avais juste envie de détaler. Mais avant, je voulais la blesser et l'humilier :

— Ah bon... en Position Latérale de Sécurité ? Il était inconscient et vomissait ?

Consciente de s'être ridiculisée, elle alla ouvrir la porte, nous intimant l'ordre silencieux de sortir ! Je plongeais alors mon regard dans celui de mon frère, intensément, le plus chaleureusement que je pus. Une petite voix me disait que c'était la dernière fois que je voyais ses yeux verts, espiègles. Je sentais déjà qu'elle ne nous laisserait pas la possibilité de le veiller le moment venu.

Le boycott des situations jugées violentes a été une stratégie salvatrice, mais à double tranchant, un peu comme un choix entre la peste et le choléra. Pourtant, il y a eu des situations potentiellement violentes que je n'ai pas pu anticiper pour m'en protéger.

En effet, j'ai eu le sentiment que certains de mes proches ne me croyaient pas. Je sens que ça me blesse profondément, même plus que de raison. Heureusement, l'immense majorité de mon entourage comprend, souvent parce qu'ils connaissent ma pugnacité, mon dynamisme parfois effréné, mon efficacité redoutable. Être fatiguée ? Oui... La plupart des gens comprennent que je le sois. Beaucoup connaissent la maladie. Mais une minorité, plutôt en dehors de mon milieu professionnel, doute de moi... Pas envie, ni intérêt à me voir défaillir ? Ou bien est-ce l'invisibilité de la douleur morale qui est la cause de leur aveuglement ? Peu importe les explications en forme d'excuses, je suis blessée. Pour ceux-là, j'ai l'impression que tout ce qui ne se voit pas, n'existe pas. Cette poignée de personnes ne l'a jamais exprimé vraiment. Mais, par exemple, quand je décris ma fatigue indéracinable par le menu, quand j'explique patiemment que je ne dispose seulement de trois heures d'énergie dans la journée, en me comparant à un téléphone dont on ne parvient pas à recharger les batteries, je sens bien que je ne suis pas crue. D'ailleurs, à la fin de la conversation, je suis invitée à passer toute la journée, voire le week-end entier, chez l'un ou chez l'autre. Je comprends alors que le message émis n'est pas reçu. L'intention est certes adorable, mais je perçois bien que mon interlocuteur n'a pas bien reçu, cru, ou n'a pas bien écouté. Je sais bien que j'ai fait un aller/retour de 1900 kilomètres vers Noirmoutier au volant de ma décapotable décapotée en avril, seulement pour quelques jours ! Du coup, certains ont du mal à croire que je ne conduis plus depuis le 11 mai ! Je dois alors refuser les déplacements le plus poliment possible. Dire « non » est difficile pour moi. J'avoue. Parfois même, on insiste, me rendant le refus encore plus coupable : « Il faut bien aller voir ton frère malade ! » Ou bien encore : « Ça te fera du bien de nous voir, de sortir un peu de chez toi », comme si j'étais une toute petite chose fragile et seule, victime d'un simple isolement de célibataire endurcie. Seulement, je ne suis pas dépressive, ni isolée, ni d'ailleurs en mal d'amour ! Ce serait même plutôt l'inverse. Je suis tellement sollicitée, même après avoir fermé mes six boites mails, que je ne parviens pas à répondre à tous les messages, SMS et autres mails qui arrivent sur mon téléphone. Je dois d'ailleurs limiter mes réponses car elles ajoutent à mon épuisement. Là, le même phénomène se reproduit : « Tu ne m'as pas téléphoné depuis trois jours » me reprochera ma propre mère. J'ai l'impression que le monde entier s'inquiète et que, l'épuisée que je suis devenue, doit user ses dernières forces pour les rassurer. Pourquoi croire que j'y suis obligée ? Qui m'y oblige ? En effet, si je devais rassurer tout ce petit monde en leur téléphonant, en leur envoyant des messages ou des mails, quid de mon énergie limitée ? Là aussi, le dilemme est cornélien. Je suis souvent démunie face à ces choix qui mobilisent ce qui me reste de discernement. Je reste démunie et coupable si je n'y réponds pas. Quelques-uns sont surpris par mon absence qui se prolonge :

— Ce n'est pas ton style ! Que se passe-t-il ?

— Toi en burn-out ?... Tu rigoles ?

Mais, je ne rigole pas... Je suis bel et bien « burn-ouatée ». Ils s'inquiètent. Ils veulent tous de mes nouvelles. Pourtant, j'ai bien expliqué qu'il m'était prescrit médicalement de ne pas utiliser les TIC pour un moment. Communiquer à pied, à cheval ou en MacBook Pro® m'épuise. Comment le dire mieux ? La pédagogue anéantie que je suis, cherche la meilleure façon d'être comprise. Mais force est de constater que je n'y parviens pas toujours. La leçon est difficile à comprendre, je le sais. Même moi, j'ai du mal à imaginer qu'un petit coup de fil me fatigue autant. Ma psychiatre confirme et approuve les trois coups de téléphone par jour, pas plus. S'il faut passer par les prescriptions médicales pour être entendue, allons-y ! : *Le docteur l'a dit !* Alors là, j'ai l'impression que, si le message ne passe pas par ma bouche, il est mieux compris. C'est vexant ! À la longue, j'ai arrêté d'expliquer. Lâcher-prise ? Le début de la guérison ?... Si seulement, cette p.... de culpabilité allait voir ailleurs si j'y suis !

Moi, mi-juin, j'aspire à aller voir ailleurs et à être chouchoutée aux thermes de Saujon. Tout, plutôt que de rester dans les bras de *Morphlée* à culpabiliser de ne pas travailler... et à manger !

Chapitre 7

Se rendre aux thermes de Saujon sans voiture

Bon an, mal an, j'arrive à Saujon sans trop de problèmes, malgré les symptômes décrits plus haut. J'ai dormi dans le bus presque toute la nuit, et même dans le TER entre Rochefort et Saujon ! A Saujon, il fait 40°C. Mi-juin, il n'y a pas de taxi, ni de bus le week-end. Je ne sais pas encore que Saujon est un tout petit village. J'arrive enfin aux thermes, ruisselante et fatiguée, ayant tiré laborieusement mon sac de 25 kilos sur les petits cailloux des trottoirs de Saujon.

Je ne sais pas où aller pour faire le check-in. Je n'ai pas envie de marcher pour rien, seule avec mon méga-sac. J'ai juste envie de m'allonger au frais sous les immenses arbres du parc, épuisée. Une gentille curiste me montre le chemin des bureaux de l'accueil de week-end. Je m'y traine laborieusement.

Arf ! Petit problème de carte bleue. Le jeune garçon de l'accueil se trompe à deux reprises et me débite, par erreur, la caution de 1000 euros. Après moult précautions, rectifications et excuses, j'obtiens enfin la clef de mon logement nommé *La grande côte*. Situé au rez-de-chaussée, l'appartement est grand, fonctionnel et bien exposé. La terrasse offre une vue splendide sur la campagne. Le jardin n'est pas privatif, mais immense comme une prairie. D'ailleurs, tout au bout, il y a un troupeau de vaches avec leurs veaux. Je me sens bien ici, malgré ma carte bleue involontairement bloquée. Je me sens dans un cocon de nature. Pourtant, les thermes semblent au milieu du village. J'ai vu tous les petits commerces de proximité en venant de la gare. Je vais manger au restaurant de la place, à l'ombre de l'église romane. Même à l'ombre, contre les pierres grises de l'église du 11e siècle, l'air est étouffant. Malgré la canicule, je me sens comme chez moi, en sécurité, dans ce petit village. En plus, on y mange bien, dans la bonne humeur, curistes et villageois mêlés. Je commence les soins l'après-midi même. Mais pour les autres jours, la lève-tôt que j'étais avait choisi la plage horaire de 7h à 8h30.

Après une bonne nuit de sommeil, je me lève au réveil à 6h pétantes pour aller courir dans la campagne. En effet, lorsque je suis en vacances, je chausse mes *New Balance* ultra légères et je pars. Quel bonheur de courir sous les premiers rayons du soleil ! La nature est encore endormie dans une légère brume d'été. De minute en minute, le soleil monte dans le ciel. Je profite de ce moment unique. J'ai l'impression d'être seule au monde le matin. J'aime cette sensation d'être levée avant tout le monde ! ... Comme un rabe de liberté que je resquille malicieusement au monde entier.

Je me douche et vais (re)découvrir les soins. Hier est déjà flou. La fatigue et la chaleur ont dilué mes souvenirs encore un peu plus que d'habitude. Après les soins, je reviens pour dormir un peu car l'eau thermale m'a mise sur les rotules. D'ailleurs, j'ai un peu mal au genou droit. Bizarre... j'ai pourtant très peu couru en raison de ma fatigue. Ma sieste du matin finie, je peux à peine marcher. Un œdème du genou me signifie que je peux ranger mes baskets pour tout le séjour. Je crois que mon corps me parle. J'étais fatiguée mais je suis partie courir... par habitude. Je ne l'ai pas écouté ma fatigue... par habitude aussi. Mon genou se rappelle à moi. Je lui réponds en l'entourant d'un sachet de glaçons. Lundi, j'irai voir à la pharmacie pour un traitement plus pratique et plus efficace. J'ai l'habitude de soigner ce genou droit, depuis ce maudit jour de février où je me suis fait rapatrier en avion pour une entorse grave. Après une (trop ?) longue matinée de ski, je suis tombée sans déchausser sur une piste très pentue de La Plagne.

Le médecin référent de ma cure décrète à la première consultation :

— Plus de jogging ! Vous avez trois semaines pour apprendre à ne RIEN faire.

Je peste un peu. En effet, le syndicat d'initiative propose de belles randonnées, des vélos à louer, des visites de châteaux et même un concert de Renaud Capuçon en l'église romane St Jean Baptiste, à Saujon même. Pour l'instant, j'envisage de découvrir le réseau des bus saintongeois car ma mobilité est réduite. Je n'ai pas de véhicule et je souffre d'un handicap de plus ! Cet après-midi, j'irai voir comment Tom Cruise a vieilli dans *Top Gun, Maverick* à Royan. Raisonnable non ? Je boitille de l'arrêt de bus à la salle de cinéma, située à même pas 300 mètres. Le film commence. Même les bandes-annonces me bouleversent ! Que d'émotions ! Au fur et à mesure, je constate que ce film est bien trop violent pour moi ! Le bruit, les avions, la vitesse de la moto de Maverick... et Tom Cruise, magnifique, qui crève toujours l'écran ! Il me trouble encore plus qu'avant. Mais, il y a aussi les voisins de devant qui grignotent des popcorns bruyamment. Toute une classe de lycéens semble ne pas s'émouvoir aux mêmes moments que moi. Tout m'agace ! Pourtant, en comparant la réaction des spectateurs aux miennes, je vois bien que je n'ai pas encore conscience à 100% de mon épuisement émotionnel malgré tous les signes déjà évoqués. Dès la fin du film, je retourne me réfugier dans ma campagne en claudiquant. Le chauffeur du bus a pitié de moi et me rapproche un maximum des thermes. Là-bas, les chauffeurs et leur bus sont peu nombreux mais très serviables. Ouf, me voilà rentrée ! Je m'écroule sur mon lit pendant une bonne heure. Je profite encore un peu de la belle lumière du soir. Je rends visite aux vaches et à leurs petits veaux au bout de mon jardin/prairie. Comme ils sont beaux ! Une vache lèche son petit. Émue, je sanglote. Trop violent aussi ?

Demain, j'irai écouter Renaud Capuçon ; ce sera plus près et plus paisible. Le concert est complet depuis longtemps, mais j'essayerai quand même de trouver une place. Je m'en voudrais de louper ce récital exceptionnel ! Devant quelques curistes sceptiques quant à la probabilité d'obtenir un billet, je me lance le défi en public, à la piscine thermale, de trouver une place.

En sortant des thermes, je rencontre un homme qui vient à ma rencontre. Il me propose de partager un verre d'eau « ferrugineuse » à la source thermale. Ça tombe bien car, hier, j'ai acheté un verre en plastique sur lequel il est noté : « Je prends l'eau ! ». Nous trinquons. Je lui explique, tout de go, que « je prends l'eau » pour cause de burn-out. Lui aussi. Il me propose gentiment son véhicule, si besoin, en regardant mon genou. Sympa ? Dragueur ? Ou simplement serviable ? On verra plus tard.

Le soir, comme des centaines de personnes, je rejoins la place du village pour le concert. Je cherche des yeux le directeur événementiel. Il me confirme que toutes les places ont été vendues en une heure de temps, et ce, depuis un mois. Il me conseille d'attendre un miracle, c'est-à-dire, une personne absente qui revendrait son billet. Je suis bien placée pour un miracle car j'attends depuis une heure, devant l'église baignée des rayons du soleil couchant. Mes chances s'amenuisent au plus le soleil descend dans le ciel. Deux heures d'attente... Un homme arrive sans son épouse atteinte du COVID. Alléluia ! Il me donne son billet. Quel cadeau du ciel !? … Ou de ma pugnacité ? Le concert était mémorable. Le violon magique et le talent de Renaud Capuçon m'ont émue aux larmes. Malgré un semblant de vétusté, l'acoustique de l'église est remarquable selon le virtuose. Je suis bouleversée, charmée... mais exténuée. En rentrant chez moi dans la nuit silencieuse du village, j'aperçois Jean-Bernard à sa fenêtre, me souriant de toutes ses jolies dents.

Le lendemain, la pharmacienne, ex-marathonienne, me vend un dispositif très pratique de cryothérapie, à conserver au congélateur. Je l'applique 3 fois par jour sur mon genou déjà dégonflé. Je sais que le vélo pourrait me permettre de me déplacer, tout en rééduquant mon genou en douceur. Mais, le loueur de vélo habite assez loin. Après les soins, Jean-Bernard me propose de m'amener sur la zone commerciale de Saujon. J'accepte. Je reviens avec un vélo flambant neuf, loué pour trois jours. Je vais pouvoir visiter les environs sans trop me fatiguer. Pour mon premier périple cycliste, j'irai d'abord à Sablonceaux. Jean-Bernard m'a dit que l'abbaye était à portée de cycliste. Sauf qu'il s'y est rendu en voiture ! Le syndicat d'initiative confirme en m'offrant un plan des chemins de cyclotourisme. Au début tout va bien. Je pédale sans sentir de douleur jusqu'à Le Gua, charmant village. Est-ce le plan ? Est-ce que le marquage des chemins n'est pas encore prêt pour la saison touristique ? Sont-ce mes troubles de la concentration ou une désorientation spatiale qui me guette ? Je suis déjà perdue, moi qui ne me perds jamais d'habitude. J'ai déjà oublié qu'un mois me sépare de mon errance anxieuse dans ma propre ville car, ici, je me sens presque guérie. Je demande ma route à un couple. Lâchant leur verre de pineau des Charentes, il m'indique le chemin de l'abbaye depuis leur jardin. La distance m'inquiète en même temps que la fatigue augmente. Plusieurs kilomètres plus loin, je demande confirmation aux ouvriers-vignerons. Ils me souhaitent bon courage. Aïe ! Je stresse. J'ai faim mais pas un restaurant, ni un bar à l'horizon. J'arrive enfin à l'abbaye de Sablonceaux pour la prière de l'Eucharistie. Il est plus de midi. Je prends le temps de découvrir le cimetière et de m'imprégner des lieux. C'est presque désert ici. Je reprends mon vélo car je suis inquiète pour le retour. Pour me situer, je rallume mon téléphone éteint depuis plusieurs jours sur prescription médicale. Je mettrai deux heures pour rentrer. Inutile de préciser que je suis au bout de ma vie ! Le seul restaurant de Saujon encore ouvert m'offre un pineau, en attendant mon steak-frites. Je regagne mon appartement en me trainant et fais une sieste de deux heures et demie. Demain, j'irai « moins loin » que « pas loin ». Mon corps est d'accord.

Le lendemain, après les soins et ma sieste matinale, je vais au port de Ribérou à 800 mètres Le port de pêche et de plaisance est situé au fond de l'estuaire de la Seudre. Il est bordé d'immeubles bourgeois et de petites rues pittoresques. Elles permettent de sillonner le quartier et de rejoindre le centre-ville sans se fatiguer. Tout juste pour moi ! Après ma sieste de l'après-midi, je remonte sur mon vélo afin d'optimiser ma location. Cette fois, je remonte l'estuaire de la Seudre à partir du port de Ribérou. Comme c'est paisible ici ! Depuis Ribérou, il est possible d'atteindre le port ostréicole d'Éguille-sur-Seudre en suivant les chemins de halage. Au port d'Éguille, je découvre les vendeurs d'huîtres et quelques restaurants. Je reviendrai y manger des huîtres un autre jour car, à 16h, je n'ai pas encore faim. J'aurai aimé poursuivre mon périple vers Mornac-sur-Seudre, mais je faiblis malgré mes deux siestes. Je fais demi-tour, raisonnable. La sérénité des eaux saumâtres à marée basse et les paysages bucoliques de l'estuaire m'ont rendue ivre de liberté et de soleil... Même plus mal au genou ! Je suis fatiguée, mais plus heureuse que dans mon canapé ! Les bienfaits de la cure semblent faire leurs effets sur mon humeur. Je suis beaucoup moins angoissée que chez moi et j'apprécie de ne plus prendre d'anxiolytiques. Avant de rendre le vélo, je parcours les chemins aménagés dans Saujon et sur les bords de la Seudre. Cette région m'apaise.

Avec le bus qui va jusqu'à La Palmyre, je découvre Royan, puis la plage de Pontillac. Je décide d'aller y manger des huîtres. Une poignée de touristes égarés rendent le paysage maritime juste sublime. J'aurais aimé marcher le long de cette côte sauvage mais je dois être attentive aux horaires du bus. Jean-Bernard m'a donné son numéro... au cas où ! Le lendemain, à la piscine thermale, je lui raconte mes visites de la veille. Il a exploré les plages lui aussi, mais depuis Marennes jusqu'à Saint-Palais, en passant par La Tremblade. Il propose de m'y conduire en voiture, et ensuite, d'aller manger des huitres chez les producteurs de Marennes. Comme je n'ai plus deux ans, je le vois venir ce curiste mangeur d'huitres. J'en profite pour lui demander de passer par Mornac-sur-Seudre que je n'ai pas su atteindre en vélo. L'affaire est pliée ! Nous irons seulement après-demain, car demain, la conférence intitulée *Femmes en burn-out* a lieu à la salle de *La salicorne* à Saujon.

Organisée en partenariat par la mairie, l'association *L'Burn* et les thermes de Saujon, de nombreux auteurs et professionnels de santé viennent témoigner de leur vécu, proposer des outils, débattre, présenter des prises en charge, et enfin, offrir un regard différent et plus attentif sur le burn-out. Le programme de cet événement annonce les témoignages de femmes ayant été soumises à un surplus de stress, de psychiatres et de psychologues du travail expliquant les mécanismes de ce syndrome. J'ai hâte de partager avec mes semblables « burn-ouatées ». Je suis même avide d'informations sur cet étrange mal, peu connu, tapi au fond de moi. Je rencontre Kikka et Lou avec grand plaisir. J'achète leur livre qu'elles me dédicacent très volontiers. J'achète le livre de Candice également, car il est original, simple et très personnalisé. Elle me parle d'une étrange anecdote vécue en plein burn-out. Ses ongles de mains et de pieds s'étaient arrêtés de pousser ce qui illustre, selon elle, l'intelligence d'un corps contraint au service minimum afin d'assurer, en priorité, le fonctionnement des organes vitaux.

Je suis au premier rang de l'amphithéâtre quand la conférence commence. Nous sommes plus de deux cents personnes me semble-t-il. Moi qui m'attendais à un échange plutôt intimiste ! Tout à coup, je me sens beaucoup moins seule. Des témoignages d'une grande authenticité, mêlés à des communications scientifiques donnent du corps à cette conférence. J'écoute attentivement, intéressée mais, je décroche de temps en temps. Qu'importe, car la conférence est filmée et sera facile à retrouver sur *YouTube.*

A la pause du midi, nous mangeons dehors et continuons à partager nos expériences. Un bar à huîtres local est venu nous proposer ses services. Quel bon moment ! Je suis heureuse d'être venue à Saujon et mettre rapprochée de mes pairs burn-ouatées. Je me félicite de mon agentivité[63] et de mon efficacité au lieu d'être restée chez moi, dans mon canapé en « mode larve ».

Le lendemain, le « mode vacances » est enclenché grâce à Jean-Bernard et son appétence pour les huîtres.

---

[63] *Le concept d'agentivité désigne, selon le psychologue américain Albert Bandura, la capacité des individus à être des agents actifs de leur propre vie, c'est-à-dire à exercer un contrôle et une régulation de leurs actes. Un autre important concept psychologique introduit par Albert Bandura est celui de sentiment d'efficacité personnelle (« self-efficacy »).*

Nous passons une belle journée à déguster des huîtres et à les digérer, nus, sur les belles plages naturistes de la côte. Un doux sentiment de liberté interdite m'envahit. Tout devient lumineux et léger. J'ai plaisir à faire découvrir le naturisme à JB qui semble y prendre goût puisqu'il y retourne, sans moi, le lendemain.

Moi, le lendemain, je pars découvrir Talmont-sur-Gironde en bus. La visite finie, je décide de rejoindre Meschers à pied par le chemin côtier. Fastoche ! On voit le village de loin. Le chauffeur du bus Talmont-Royan me découvrira épuisée et déshydratée à Meschers. Plus bienveillant pour moi que moi-même, il s'occupera de prévoir mon acheminement de Royan à Saujon. Merci à toutes ces personnes qui m'ont aidée à voyager en Charente-Maritime, victime d'un burn-out dont je n'avais pas encore conscientisé à 100% les conséquences.

Bientôt la cure s'achève. Je me sens bien, légère et insouciante. Je reprends le train vers Angoulême, puis le TGV. Dans le train, la température est glaciale comme d'habitude ! Dehors, c'est la deuxième canicule. À Angoulême, j'ai mal à la gorge. A Massy, je ne parviens plus à avaler ma salive. J'arrive enfin dans ma gare d'arrivée. Je suis encore « au bout de ma vie ». La nuit, son cortège de SDF vociférant et mon épuisement me font me diriger d'instinct vers un taxi. Impossible de prendre « ma » ligne de bus L5. Ouf... un jeune homme met mon énorme bagage dans le coffre de sa luxueuse Mercédès. Il m'emmène, masquée, dans son carrosse, comme la Belle au bois dormant... qui s'y endort. Le lendemain, malgré un test Covid négatif, je m'auto-déclare infectée par le COVID-19 eu égard à mes douleurs musculaires, à mon épuisement et à mon mal de gorge.

Je laisse cet autodiagnostic en attente d'un prochain voyage hors région afin de faire la différence entre angoisse (de revenir sur le lieu du crime) et angine virale. Mais, l'heure n'est pas aux voyages mi-juillet.

Chapitre 8

Les disparus du mois d'août

Selon de nouvelles informations, mon frère ne va pas très bien. J'ai peu d'informations à son sujet car son épouse ne veut pas que l'on vienne le voir. Outragée par cette interdiction incompréhensible, je peste contre la peste. Ma mère ne semble pas réagir à cette humiliation. Elle obéit. Moi, j'étouffe de rage et d'angoisse d'être interdite de l'accompagner jusqu'au bout du bout. Je suis certes malade, mais j'aurais aimé être présente et lui tenir la main jusqu'au bout ! J'aurais voulu rendre sa fin de vie la plus douce possible. J'avais réuni tous les moyens matériels et logistiques pour le faire, mais l'ex-future veuve les a dédaignés, probablement par fierté.

Je ne reverrai mon frère qu'à la chambre mortuaire, quinze jours plus tard. Il était beau comme un jeune marié, en costume, avec une casquette qui cachait la cicatrice de sa craniotomie. J'étais presque contente d'enfin pouvoir le voir. Nous sommes restés en famille, meurtris et pleins de regrets. Seule consolation à cette sinistre visite funéraire : la nouvelle nominée au palmarès des veuves nous a épargné sa présence.

Je n'irai ni à la mise en bière, ni à la cérémonie de crémation, parfaitement incapable de supporter le chagrin de perdre mon frère de cette façon et inapte à maitriser mes réactions émotionnelles. Pour remplacer mon absence et connaissant l'ambiance impersonnelle des cérémonies de crémation, je prépare, entre deux crises d'angoisse, un éloge funèbre avec des photos de notre enfance. Je les commente, au fur et à mesure, sur une fenêtre audio et visio d'un PowerPoint®. Je maîtrise bien la technique pour faire ça depuis la digitalisation de la formation infirmière lors de la crise sanitaire. Cette présentation virtuelle m'offrait l'avantage d'être présente sans craindre d'être agressée par la veuve… ou de l'agresser moi-même. Mon état ralentit tout. De toute façon, inutile de se dépêcher, la clé USB sera refusée par la veuve et par les pompes funèbres. Oui, oui, RE-FU-SEE ! Après vérification auprès d'une avocate, compatissant à mon épreuve, me voilà pieds et poings liés, obligée de me soumettre. Face à cette ultime manipulation, je me sens frustrée et empêchée de réaliser mon devoir de sœur. Je rends les armes car je sais déjà que je rechute... même si l'agression provient de ma vie personnelle. Un étau me serre la gorge et la poitrine. Je tousse sans raison somatique à chaque fin de phrase. Des frissons me parcourent l'échine. Ces signes inquiétants reviennent de plus belle dès que j'essaie d'expliquer la situation au psychiatre ou aux amis. La souffrance et les conflits m'étouffent pour me détruire encore un peu plus.

Pensant compenser l'absence d'éloge funèbre, ma mère organise une « intention de messe » le lendemain de la cérémonie de crémation. Quand ma mère m'a annoncé son projet, j'ignorais de quoi il retournait. Dans son chagrin, elle avait beaucoup de difficultés à m'expliquer. Moi, dans mon burn-out, je ne comprenais pas bien ses explications. Pour me renseigner de façon fiable, j'ai décidé d'appeler un ancien étudiant infirmier devenu prêtre. Il m'explique patiemment que lorsqu'un prêtre célèbre la messe, il offre cette messe pour le bien de tous[64], mais aussi spécifiquement pour une personne. Cette intention est celle du *repos de l'âme* d'un défunt, qui est alors nommé explicitement : Philippe BARGIBANT. J'ai plaisir à écrire son nom dans cet ouvrage car il n'apparaît nulle part. Pas

[64] *« (...) les vivants et les morts » selon l'expression traditionnelle.*

de faire-part, pas de publications dans les journaux, pas de tombe. Ici même, je lui rends l'hommage public que je n'ai pas pu lui rendre avant.

Ainsi est-on réuni, en famille, ce dimanche matin, dans la magnifique collégiale de la ville. Je n'ai pas spécialement envie d'assister à la messe dominicale mais j'ai besoin d'assister à un semblant de cérémonie qui, elle-même, fera office d'éloge funèbre. Bien sûr, la veuve n'a pas été invitée. Je prévois de diffuser le PowerPoint® à ma famille lors de la collation du midi, *ersatz* de repas funéraire. Maigre consolation mais consolation quand même.

Ce dimanche matin, mon angoisse monte d'un cran à chaque heure qui passe. Je rechigne à prendre un anxiolytique en prévision du voyage en voiture pour me rendre, tant bien que mal, à l'église. Notre petite famille occupe malgré tout un rang entier à l'église. J'occupe la chaise juste à côté de celle de ma mère qui, elle, est du côté de l'allée centrale. À gauche, mon oncle se tient silencieux. Il sent l'aneth car il en a probablement ramené pour ma mère. Un détail décalé pour une occasion si dramatique. Seule son odeur d'aneth me permet de réaliser sa présence. Je me sens seule, pourtant encadrée par les deux membres les plus proches de ma famille. Le curé semble me parler à moi seule quand il aborde les bienfaits de la volonté divine. J'écoute attentivement au tout début, comme une bonne élève, mais je décroche vite et finis par m'ennuyer ferme. Comme lors des examens oraux du mois de mai, j'ai encore et toujours du mal à me concentrer, même sur les paroles du prêtre. Deux mois et demi après, je ne suis pas guérie. Au contraire, je me sens de plus en plus mal, isolée et contrainte, dans cette église. Je cherche une occupation. Je me retourne et aperçois une amie et collègue, invitée pour l'occasion. Je tousse. Puis, une autre se montre. Je tousse. Quelques minutes plus tard, elles passent près de moi pour aller communier. L'émotion me gagne et s'échappe comme les bulles hors d'une coupe de champagne... sans que l'on n'y puisse rien faire que d'attendre la fin du débordement. En larmes, je décide de passer devant mon oncle et ma tante afin de rejoindre mon fils au bout du rang. Nous filons vers la sortie. Mon fils me soutient au sens propre comme au figuré. Arrivés sur un petit banc ensoleillé, il me demande, plein de bienveillance, ce qu'il peut faire pour m'aider. En toussant, je lui souffle d'aller chercher Marie-Claude et Patricia. J'attends avec impatience mes deux chères amies et collègues avec qui j'ai partagé tant d'aventures professionnelles en cardiologie. Toutes les deux vont être capables de me prendre dans leurs bras pour apaiser ma détresse. Je le sais et le sens. Ma petite voix en est sûre. L'assurance de leur loyauté est un des rares piliers qui tient encore dans ma vie à ce moment-là. Elle a eu raison cette petite voix... et moi de l'avoir écoutée malgré la bienséance attendue lors de la messe dominicale. Progressivement, après un moment de soutien partagé avec mes amies, je reviens à moi. D'abord, ma mère s'approche du banc et dit :

— On dirait trois petites hirondelles !

Ah bon ! ... L'une d'entre elles ne serait pas une mouette pleureuse plutôt ? Mon oncle à l'odeur d'aneth nous rejoint et s'exclame souriant en coin de sa future blagounette :

— Trois piqueuses sont sur un banc... Vous êtes bien trois infirmières n'est-ce pas ?

« Qu'est-ce qu'on est drôle dans cette famille ! » pensé-je en essuyant mes derniers sanglots. Inspirée par Monsieur le curé et sa bible, j'ajouterais plus que jamais : « Ils ont des yeux mais ils ne voient pas ! ... » Mettre le mouchoir de l'humour sur les émotions est-il un sport familial ?

Quelques jours plus tard, j'apprends le décès inattendu de mon ex-beau-frère, parti en vacances au Monténégro, son pays d'origine. Ce nouveau décès me plonge dans une tristesse brumeuse. Je pense aux cousins de mon fils qui vont enterrer leur papa si loin du caveau familial. Ma vie semble peuplée de morts, de cimetières et d'enterrements. Pourtant, j'assimile le macabre événement depuis le fond de *Morphlée,* rongée par une nouvelle salve d'angoisses et trainant mon indéracinable épuisement.

Il fait très chaud fin août quand je lis le SMS de mon cousin. Je le montre à ma mère en essayant d'amortir la mauvaise nouvelle. Sa belle-sœur, ma grand-tante vient d'être emportée par un infarctus massif. Je tousse et ma poitrine se serre. Ma tante Mireille, âgée de 95 ans, vient de mourir subitement. Trop, c'est trop !

J'entends mon cousin, au téléphone, me parler de sa mère d'une voix blanche. Il me laisse le choix de venir, ou pas, à l'enterrement dans l'Avesnois. Bienveillant et compréhensif, il suppose mon accablement. Moi, je veux la voir une dernière fois. Anéantis, nous filons, conduits par mon fils, vers une autre chambre funéraire. Nous entrons dans la fraîcheur du salon. Elle est là, silencieuse, trop immobile, endimanchée dans un élégant tailleur. Ma tante Mireille, dernier pilier de ma petite famille maternelle, s'en est allée, discrètement mais sûrement. Tout un pan de ma jeunesse accompagne son cercueil dans le caveau de famille d'un petit village de l'Avesnois. Lasse, avant l'arrivée du cercueil, je vais tout de même voir les vaches, les mûriers, l'ex-maison de ma grand-mère dans la touffeur de la dernière canicule de l'été 2022. Dans ce petit village, je me sens comme chez moi depuis toujours. D'où vient mon sentiment d'appartenance à cette commune champêtre et isolée ? Autre question : les membres de ma famille vont-ils tous mourir dans un ordre complètement aléatoire ?

La réponse reste coincée dans ma gorge et je tousse d'angoisse.

Quatrième partie
Les voies de la guérison ne sont pas des autoroutes

Chapitre 9

Un établissement dédié à la souffrance au travail

« Hâtez-vous lentement, et, sans perdre courage,
Vingt fois sur le métier remettez votre ouvrage :
Polissez-le sans cesse et le repolissez »[65].

Nicolas Boileau compare le travail du poète à un textile qu'on peaufine sur un métier à tisser. Dans mon cas, le métier à tisser représente l'établissement spécialisé dans la souffrance au travail : PsyPRO. Je sais déjà que le travail de thérapie est long, incertain car fragile, nécessitant efforts et endurance. J'envisage de le remettre vingt fois, voire plus, sur le métier — sans mauvais jeu de mots — pour guérir.

Dans ce chapitre, j'y raconterai comment la temporalité de la prise en soins m'a aidée à améliorer mon état, à cheminer vers le bien-être, dans l'objectif de ne pas rechuter. Vais-je réussir ce programme ambitieux ?

PsyPRO est installé dans un business-pôle, au pied du métro, au cœur d'autres entreprises sans aucun rapport avec la sphère médico-sociale. Le bâtiment qui l'héberge est moderne, lisse, brillant de mille feux. Sa façade est habillée d'une peau métallique de couleur bronze. Le matin, ce quartier d'affaires grouille de monde. Il semble vivant comme un village qui s'éveille. De la boulangerie s'échappe l'odeur des petits pains au chocolat.

À l'intérieur de la structure, des tapis moelleux sont parfaitement bien assortis avec les fauteuils *design*. Je

---

[65] *Nicolas Boileau, L'Art poétique, 1674.*

ressens un sentiment de sérénité confortable, moi qui suis tellement sensible à l'harmonie esthétique des locaux. Des tableaux, sans doute choisis pour leur concordance avec les murs recouverts de couleurs chaudes, finissent de diffuser une sorte d'apaisement visuel. Tout est neuf, beau et accueillant ; même les toilettes sont au top des progrès de la plomberie moderne ! Les locaux sont, probablement intentionnellement, à taille humaine ; de ce fait, ils deviennent rapidement familiers. La visite d'accueil est réalisée par la jeune secrétaire, ce qui rassure et récompense des efforts pour constituer le dossier administratif avec un cerveau en service minimum. Tous ces éléments minuscules mis bout à bout se conjuguent pour rendre l'ensemble intime, convivial, et surtout, humain. Il me semble parfaitement adapté pour accueillir des personnes en souffrance. En effet, l'avenir me montrera qu'il y a bien congruence entre l'architecture intérieure et le projet médical.

L'objectif principal du traitement psychothérapique est *d'identifier les ressentis corporels, émotionnels et les pensées nous alertant sur la nécessité de ralentir et de prendre soin de nous*[66].

Le traitement psychothérapique complet est composé de **trois phases** que j'illustrerai ci-après en m'appuyant sur mon expérience personnelle. En effet, le Projet de Soin Personnalisé (PSP), établi entre le psychiatre référent et la personne, détermine des objectifs propres à chaque patient. Je me servirai de mes propres objectifs personnels pour illustrer mon propos.

- **La phase d'apaisement** dure 12 semaines. Pour moi, elle aura lieu de mi-octobre 2022 à début janvier

---

[66] *Charte d'hospitalisation à PsyPRO.*

2023 à raison de deux demi-journées par semaine. En phase d'apaisement, j'ai signé l'engagement suivant :

- Repérer mes signaux d'alerte et apprendre à en tenir compte
- Identifier mes émotions et leurs expressions
- Surveiller et améliorer mes troubles cognitifs
- Reprendre confiance et restaurer mon estime de soi en mettant du *baume au corps et au cœur*[67].

- **La phase de reconstruction/réengagement** dure 12 autres semaines que j'effectue de début janvier 2023 à fin avril 2023, à raison de deux demi-journées par semaine. Pour ma part, en phase de reconstruction, j'ai signé l'engagement suivant :

- Gérer mes émotions
- Maitriser la reprise de mon énergie pour ne pas tomber dans l'excès en continuant à diminuer ma charge mentale
- Mobiliser mes ressources cognitives, altérées à l'entrée

- **La phase de résilience** dure 12 autres semaines que j'effectue de début mai 2023 à fin septembre 2023, réduite à une demi-journée par semaine. Nous le verrons plus après, l'approche de la fin de ma prise en charge m'inquiète. J'ai envie de dire à tous : *NOOONN, j'ai encore besoin de vous*, comme un enfant a besoin qu'on lui tienne la main le jour de la rentrée des classes. *NOOONN je ne suis pas encore assez forte pour être jetée dans la fosse aux lions.*

---

[67] *Expression empruntée à Thérizols, A. (2019). Du baume au corps et au cœur. Sciences Humaines, 317, 11-11. https://doi.org/10.3917/sh.317.0011*

A chaque phase de la prise en charge, les demi-journées d'HDJ se composent des psychothérapies groupales et individuelles, dans lesquelles s'insèrent des activités psychocorporelles diverses.

Les activités psychocorporelles à PsyPRO

Les objectifs des activités psychocorporelles sont donc centrés sur l'écoute de son corps et l'observation de ses émotions, avec l'aide de divers outils. Ces séances apportent un apprentissage des sensations physiques et psychologiques de bien-être lié à la détente du corps. Sur le long terme, elles créent un automatisme de centration sur ses émotions, envies et désirs, plutôt que de suivre le réflexe de s'en écarter. Ce réflexe sera à utiliser autant que de besoin dans la vie courante. Les activités psychocorporelles sont complémentaires aux psychothérapies plus traditionnelles que je décrirai ensuite.

Le travail de thérapie n'est pas un travail d'ordre intellectuel ; il s'agit même du contraire parfois. Par exemple, la sensation de faim ou de satiété s'explique intellectuellement par différents mécanismes somatiques mais l'individu doit la ressentir, donc la reconnaître pour agir, c'est-à-dire, manger, ou au contraire, s'arrêter de manger. Connaître intellectuellement la physiologie de l'appareil digestif n'entraine pas la connaissance des signaux de faim ou de satiété. De plus, les phénomènes de restrictions alimentaires cognitives (régimes, comptages des calories ou mesures des quantités...) font l'impasse sur la perception des sensations. À la longue, l'individu mange, en qualité et quantité, avec des savoirs théoriques plus ou moins exacts ou compris. Il ne ressent plus son corps car il croit son cerveau plus efficace que son estomac. Dans le cas du burn-out, il s'agit de remettre en connexion le corps entier (cerveau compris) et l'esprit (émotions, intuitions, perception...), avec l'aide des médiateurs suivants :

1. Hydromassages secs
2. Luminothérapie et relaxothérapie, combinées avec le PSIO®
3. Sport et activités physiques
4. Art-thérapie

1. Hydromassages secs

La table de massage ressemble à un lit muni d'un matelas à eau. Après programmation personnalisée, l'hydromassage sec utilise la force motrice de l'eau projetée sous le matelas. L'eau chauffée est propulsée via un système de jets formant un mouvement d'ellipse. Pas besoin de se déshabiller, ni de se mouiller. Les tables de massage Hydrojet® offrent différents types de massage. Il est possible de les régler sur un massage du corps intégral, du torse, des jambes, de la nuque et des épaules, ou encore de la zone lombaire, selon les troubles et douleurs musculosquelettiques ressenties par les bénéficiaires. Ces douleurs sont protéiformes et peuvent toucher toutes les parties du corps dans les cas de burn-out.

En plus, un « module spa » est installé sur le haut du lit. Il s'agit d'une sorte de grande visière à rabattre sur le visage. Elle offre des fonctions supplémentaires : luminothérapie, aromathérapie et musicothérapie...

Après avoir réglé les zones de massage et la pression des jets, il ne reste plus qu'à s'installer sur la table de massage pour minimum vingt minutes de bien-être et laisser le programme se dérouler. La présence d'un professionnel de santé est cependant recommandée pour adapter les réglages si douleur.

En moyenne, une séance par semaine est proposée. Elle est très souvent réclamée tant son effet est agréable et bienfaisant. Personnellement, je restais toujours à l'affut d'un créneau qui aurait pu se libérer pour proposer ma candidature à l'équipe ! J'ai même songé à en acheter pour mettre chez moi tant ce médiateur provoque une détente physique et psychique.

2. Luminothérapie et relaxothérapie, combinées avec le PSIO®

Le PSIO® ressemble à une paire de lunettes équipée d'un casque MP3. En fait, c'est un outil qui combine de la relaxation à l'aide de messages vocaux ou musicaux, associée à de la stimulation par la lumière pulsée ou continue. Selon les indications et les besoins (stress, insomnie, pensées ruminantes, fatigue chronique, surmenage, burn-out...), différents programmes sont proposés au patient (« Lâcher-prise », « Joie de vivre », méditation, musique, bruits d'eau...).

Une séance par semaine est proposée en moyenne. En position allongée, elle est souvent très efficace en termes de détente, de bien-être, voire de micro-sieste pour certains.

3. Sport et activité physique

Plus traditionnelle, la pratique d'une activité physique répond aux objectifs de reconnexion entre la psyché et le corps. Adaptée à l'état physique des uns et des autres, l'activité est centrée sur les étirements, le shiatsu, les exercices musculaires modérés, soit sur tapis, soit sur des appareils de fitness (vélo, rameur, tapis de course...). Le tout est adapté à l'état physique du groupe en visant, non pas la performance, mais plutôt la pleine conscience et le bien-être.

4. Art-thérapie

L'art-thérapie est une méthode visant à utiliser le potentiel d'expression artistique et la créativité d'une personne à des fins psychothérapeutiques ou de développement personnel. En français, on devrait plutôt dire « thérapie par l'art », mais l'expression anglaise *Art Therapy* s'est adaptée à la langue française en *Art-Thérapie*. Elle utilise comme outil l'art sous ses différentes formes : dessin, peinture, sculpture, poterie, mosaïque, danse, musique, etc. Cependant, la visée thérapeutique est plus importante que la visée artistique. Il est donc important de laisser aller son imagination sans se focaliser sur le résultat ; le travail artistique permet ainsi un travail sur la vie intérieure : émotions, pensées, intuition, imagination...

Par exemple, le collage est une médiation basée sur le principe de découpage, la plupart du temps de journaux et papiers divers, disposés sur une table. Les participants peuvent découper des éléments qui les interpellent et qu'ils vont ensuite coller sur une feuille prévue à cet effet. En résulte une composition qui fait miroir à l'état psychique de la personne l'ayant créée. L'argile est également utilisée en art-thérapie pour ses propriétés sensorielles ainsi que pour sa capacité à faciliter l'expression des émotions et de l'état psychique.

Pour y avoir participé chaque semaine, l'art-thérapie met en lumière des éléments souvent enfouis, resurgissant à la faveur d'une intuition ou d'une inspiration artistique. Ils peuvent, ensuite, faire l'objet en thérapie d'une exploration très ciblée avec le psychiatre ou apparaître comme des éléments de compréhension de ses propres mécanismes intimes. Un exemple marquant est resté gravé dans ma mémoire. Lors d'une séance de collage dont la consigne était de représenter son état d'esprit du jour, je repère au loin, la photo d'une peinture de Gauguin aux

Marquises. J'aime la peinture et les voyages dépassants. Je m'approche. Ah ben non ! À y regarder de plus près, ce n'est pas l'œuvre du dit artiste. De plus, un homme semble étendu sur une table de sacrifice, sur la plage exotique. Je repose l'image. P. s'en saisit immédiatement. Elle a l'air de lui parler grave cette image. Il parait bouleversé. Il me bouleverse aussi quand nous racontons au groupe la signification que nous avions donnée à cette peinture très colorée : moi, les voyages exotiques ; lui, un suicide.

Thérapies groupales et suivis individuels

Seule la compréhension des mécanismes du burn-out ne permet pas d'en guérir. Le mal est fait. Le corps et la psyché ont lâché. Les mécanismes personnels, quasi réflexes, qui amènent au burn-out sont à rechercher dans la vraie vie. Les reconnaître est la première étape. Leur conscientisation relève, à mon sens d'un apprentissage *a posteriori*. Au plus ils sont expérimentés, au plus ils deviendront eux-mêmes des automatismes dans le futur. Le cheminement vers la guérison est donc un travail de longue haleine. Dès lors, l'accompagnement - collectif et individuel - avec des professionnels de santé experts est nécessaire, voire indispensable. Sans eux, pas de médiation et peu d'échanges constructifs.

1. Le suivi collectif en groupe de parole est assuré par une psychologue qui utilise différents outils ou approches (remédiation cognitive, réhabilitation psychosociale, approches psychocorporelle et psycho-artistique…), parties intégrantes du traitement psychothérapique. Voilà quelques exemples de groupes de parole réalisés en l'HDJ. Ils relatent l'apport des échanges collectifs pour alimenter le travail d'introspection. L'objectif est, encore et toujours, d'essayer d'être plus attentif à son corps et à ses émotions, intuitions, en bref, à sa vie intérieure. En quelque sorte, il s'agit de retirer doucement le mouchoir pour aller récupérer, avec précaution, ce que contient le fond de la poche. Les échanges entre membres du groupe sont une ressource inestimable à mon sens.

La première séance du « Qui suis-je ? »

Lors de la troisième demi-journée, une psychologue propose une séance de thérapie de groupe. Nous sommes six dans une pièce, assis sur des sièges à roulettes. C'est pratique les chaises à roulettes pour se tourner vers les personnes qui prennent la parole, non ? Chaque détail compte et me réjouit. La consigne suivante nous est donnée : raconter à son voisin de droite qui l'on est, et inversement. Ce voisin restituera ce qu'il a compris de la présentation. Je commence avec V. *Qui suis-je ?* Après un effort mental de synthèse, je lui résume mon identité à ce moment-là de ma vie, avec des mots les moins spécialisés possible :

« Je suis une femme. Je suis atteinte d'un burn-out depuis le 10 mai 2022 à 10h. Je suis en arrêt de travail depuis 5 mois maintenant. Je viens chercher de l'aide à PsyPRO pour essayer de guérir. Je suis infirmière, cadre de santé et formatrice d'infirmières. Je suis aussi docteur en sciences de l'éducation, et, par là même, directrice des études d'IPA à la faculté de médecine. Ceci explique cela. » Je suis satisfaite de cette synthèse de mon identité à ce moment-là. V. a tout compris aussi.

Deux mois et demi auparavant, j'écrivais : « Je suis **tombée** le 10 mai 2022 à 10 heures précises. A ce jour, le 30 juillet 2022, je suis en **arrêt de travail** pour un **burn-out** depuis plus de deux mois et demi ». J'ai besoin d'ajouter mon statut de **femme** comme si mon sexe féminin m'ancrait dans le genre humain. « Je » est un être humain de sexe féminin. J'ai eu besoin de préciser que, l'individu genré que je suis, est atteint d'une **maladie** dont il voudrait bien **guérir.** Maintenant que la chute est finie, je suis à terre. Plus de honte ni d'humiliation. Il s'agit d'agir comme face à une urgence vitale. Voici venu le temps **du secours et des soins** pour la soignante tombée malade à la faculté de médecine. Il ne s'agit plus d'une vraie/fausse maladie comme en juillet. Un vrai médecin m'a prescrit de vrais soins dispensés par des professionnels spécialisés dans la psychopathologie du travail. J'y suis accompagnée de pairs, malades de souffrances au travail comme moi. L'hospitalisation de jour est prévue pour durer presque une année. Elle légitime la gravité de la maladie en annonçant (progressivement) sa durée. J'ai besoin de revendiquer haut et fort que je viens chercher de l'aide pour guérir. Je suis tombée malade car j'ai vraiment cru que je possédais, comme une déesse, huit bras et trois cerveaux. Dans une dynamique de plus en plus zélée, j'essayais, sans répit, d'être disponible pour tous, de satisfaire tout le monde, de répondre à tous, de réparer les injustices, de guérir les plaies… et bien d'autres choses ! Je n'ai pas senti la fatigue, ni entendu les signaux de mon corps et, encore moins, la petite voix. Je ne suis pas quelqu'un qui s'écoute justement ! Cette expression est très souvent employée quand on veut stimuler quelqu'un. *Arrête de t'écouter et fonce !* Ou, quand on veut montrer fièrement qu'on n'est pas une mauviette : *Je ne suis pas quelqu'un qui s'écoute, moi, Madame !*. Je n'ai pas écouté mon corps tout entier, petite voix comprise. Usé et abusé, il s'est mis en pause. Je suis ici, à PsyPRO, pour l'apaiser, le réchauffer, pour qu'il se remette en marche dans toute sa splendeur d'antan. Dès lors, je jure de lui accorder plus d'attention en prenant soin de lui. Fini les excuses bidon, du genre : « Tu vieillis… c'est normal d'être fatiguée ! » ou « C'est l'automne ! » ou bien « C'est le printemps ! », ou encore, la canicule ou le manque d'ensoleillement. Mais en brandissant ces clichés, une explication à la fatigue est recherchée, alors qu'il aurait fallu tout simplement la ressentir, puis d'agir en apportant une réponse adaptée : se reposer. Que de chemin déjà parcouru vers l'acceptation !

A la séance suivante, la psychologue attitrée à notre groupe de parole nous demande une synthèse de notre ressenti depuis la séquence du *Qui suis-je ?* J'ai la surprise d'entendre les autres membres du groupe évoquer leurs réflexions, voire leurs cogitations, depuis nos échanges. Les uns évoquent leur vie de famille ; les autres partagent le récit de leurs négociations avec leur employeur, ou encore, racontent leur prise de conscience face à leur situation personnelle. Les exemples qui vont suivre illustrent les sujets que nous abordons « naturellement » lors des groupes de parole.

La séance du dress code

Lors d'un autre groupe de paroles, nous évoquons les codes vestimentaires au travail alors que M. raconte une réflexion de son directeur au sujet de la décontraction de ses vêtements lorsqu'elle vient travailler, seule, le samedi :

— Samedi, je t'ai aperçue ! Tu viens travailler en pyjama ?

Nous débattons sur les interprétations à donner à cette réflexion, ainsi que des *dress code* en entreprise. M. pense que la remarque de son directeur est une critique à demi masquée. Quant à elle, L. nous parle de deux collègues éducatrices qui lui reprochent d'être trop apprêtée face aux adolescents de la protection de l'enfance. Forcément, ces dernières seraient plutôt du style *baba cool, post soixante-huitardes*. P. nous présente ses principes lors de cérémonies d'enterrement. Il déclare tout de go :

— Les femmes à droite, toutes en noir, assises. Les hommes à gauche, chemise blanche et costume noir, debout ! On a toujours fait ça ! Pour l'enterrement de maman, par respect pour elle, j'ai dit à mes frères et sœurs :

— C'est comme ça et pas autrement ! Celui qui n'est pas d'accord, dehors !

Il tend le bras vers la porte, tel l'archange Michel chassant Adam et Ève du jardin d'Éden. Ce n'est pas la première fois que P. tient des propos tranchés et abrupts. Je les reçois de façon assez violente. Je tente de mettre un mouchoir dessus, mais volontairement réceptive à mes émotions, je m'étais dit que j'éviterais d'écouter ce genre de propos extrêmes à l'avenir. Je l'avais déjà fait, par ailleurs, à l'extérieur de PsyPRO, alors que C. et P. parlaient des relations hommes/femmes. Il m'avait semblé que du machisme « ordinaire » s'en dégageait. J'avais dit, mi-figue, mi-raisin, tentant l'humour :

— Je vous laisse proférer des propos misogynes Messieurs ! J'ai un train à prendre ! À la semaine prochaine !

Une autre fois, P. m'avait déclaré sur un sujet beaucoup plus léger :

— Quand je vendais des maisons, je disais aux gens de mettre des fumigènes dans leur maison avant d'en prendre possession. C'est plus prudent !

Je lui signalais alors que les dangers des fumigènes insecticides étaient bien plus destructeurs encore… mais la menace des insectes invisibles lui semblait plus risquée. J'ai alors esquivé en allant me servir un verre d'eau car je sentais bien que je n'aurais pas raison face à la persécution des méchantes punaises de lit.

Mais, ce fameux jour du *dress code*, j'avais été heurtée par les nouveaux propos excessifs de P. concernant les rites funéraires démodés qu'il nous décrivait avec force de détails outranciers. Mais surtout, ce qui m'avait atteint personnellement, s'expliquait par la manière dont il les avait imposés à sa famille du *deuxième degré* dirait-il. Quelle directivité ! Voilà comme je l'interprétais très subjectivement : *Obéissez-moi et entrez tous dans mon délire de toute puissance !... ou disparaissez à tout jamais !* Je décidais de m'en ouvrir au groupe, plus sobrement, en avouant seulement la blessure que m'infligeait ce type de propos. Je les prenais comme une gifle cinglante. Je prévins aussi P. que si j'avais été sa sœur, je me serais opposée violemment à son ordre. M'opposer ? Me battre ? Affronter ? Comme j'ai affronté, en vain, la directivité de la veuve de mon frère ? Comme je me suis battue contre Olive Dufeu et ses comportements mégalomanes ?... Jusqu'à m'en brûler les ailes ?... Ou peut-être, comme à la violence verbale de mon père lorsqu'un jour, il m'a dit que, si je ne voulais pas lui donner mon salaire d'animatrice de centre aéré, il me « casserait les jambes ». Expression imagée ou réelle intention de me nuire ? L'effrontée de quinze ans lui avait répondu :

— Tu pourras me casser ce que tu veux mais je ne te donnerai pas MON argent ! Je ficherai le camp d'ici s'il le faut !

Mise à l'abri d'une éventuelle gifle par le siège du chauffeur, j'étais révoltée par la violence verbale de mon père. J'ai été défendue *in extremis* par ma mère, probablement informée des mystères entourant sa jeunesse troublée. Elle l'avait calmé en lui rétorquant, peut-être à mon intention aussi, quelque chose comme :

— Ce n'est pas parce que des gens t'ont demandé de faire ça dans le passé que tu dois le demander à ta fille !

À vouloir me casser les jambes, il avait cassé tout espoir de relations satisfaisantes avec moi. J'étais parvenue à un point de non-retour. Un peu comme si je m'étais déjà enfuie à toutes jambes, avant qu'il ne me les casse. L'émotion violente ressentie lors du récit du *dress code* d'enterrement de P., soudainement, fait sens. Se révolter en se coupant de l'autre.... Dans mon cas, ça n'a pas été très difficile car mon père était absent au quotidien. Mais, ne me suis-je pas tiré une balle dans le pied en l'éjectant mentalement de ma vie d'adolescente ?... Tout comme P. le fait avec sa famille du « second degré » ?

Hélas, quelques mois plus tard, mon père tomba malade. Il devint très douloureux et fatigué. Il arrêta son travail de voyageur de commerce et fut emporté, à quarante-quatre ans, par un cancer généralisé en l'espace de deux mois. Je n'ai jamais pu, comme dans mes rêves hypnotiques, poser ma tête sur ses genoux, en toute sécurité...

En écrivant ces moments d'introspection, il ne faudrait pas que j'induise l'idée que mes souvenirs soient revenus d'un coup de baguette magique. D'abord, la relecture des notes prises lors de mes thérapies antérieures a réactivé ma mémoire. Aussi, la thérapie de groupe est riche, parfois houleuse, mais produit des liens insoupçonnés avec le passé. Enfin, je dois préciser, qu'en réalisant une séance d'hypnose à Saujon, j'ai fait ce rêve enchanté dans lequel j'étais au paradis, bercée doucement dans un hamac rose, mes cheveux tendrement caressés par mon père.

Partant des propos tranchés de P. concernant le *dresscode* traditionnel lors des funérailles jusqu'aux menaces violentes et injustes de mon père, le chemin parait sinueux au premier coup d'œil. Sans ma colère et ma surréaction aux propos de P., ce souvenir douloureux serait resté tout seul, sous le mouchoir, sagement tapi au fond de la cachette du déni.

La séance orageuse des besoins

Si j'apprécie les groupes de paroles et j'en mesure les bienfaits, tous les membres du groupe ne semblent pas être dans mon cas. Je perçois une réticence chez L. et, dans une moindre mesure chez V. Elles m'ont confié qu'elles perçoivent ces groupes comme étant chronophages et peu structurés sur le fond et sur la forme.

Ce jour-là, nous sommes seulement trois au groupe de paroles. Nous devions continuer à échanger sur la question des besoins fondamentaux de l'être humain. La semaine d'avant, la psychologue N. m'avait demandé de ramener une documentation sur les 14 besoins fondamentaux selon Virginia Henderson. « Heureusement » que V. me le rappelle la veille car j'avais oublié cette demande ponctuée par un :

— Je compte sur vous !

Oubli ou acte manqué ? Moi, je ne comprends pas l'intérêt de discuter en « théorie » de nos besoins fondamentaux. Notre problématique, en situation de burn-out, n'est pas un manque de connaissances mais un manque de perceptions de nos besoins au profit de celles des autres personnes présentes dans notre environnement. Du coup, je me force un peu pour effectuer quelques cyber recherches. Je traine des quatre fers. J'imagine ne rien amener à PsyPRO pour le lendemain. Mais, encore une fois, j'écoute la consigne de la psy, et non pas ma petite voix intérieure. Obéissante, j'imprime un document synthétique la veille au soir. Au début du groupe de parole, je signale à tous que je ne souhaite pas photocopier le document car les besoins se sentent, ou pas, se vivent, se satisfont, ou pas, mais ne se réfléchissent pas de manière intellectuelle. Nous en avions parlé la veille avec V. et étions d'accord ensemble sur ce point. Néanmoins, il est vrai que la discussion s'est amorcée sur un plan intellectuel. Je ne comprends pas exactement quelles sont les raisons de ce glissement de mes intentions. L'accumulation de références bibliographiques, autour de concepts *princeps* de Maslow, Rogers et Deci & Ryan va à l'encontre de mon projet sans que je m'en rende bien compte. V. me signifie que ce n'est pas ce que nous avions convenu la veille. Elle semble en colère et j'entends des sarcasmes blessants dans ses propos :

— Puisqu'il faut citer des auteurs, moi aussi, je vais en citer...Tu avais dit que la notion de besoins ne serait pas envisagée en théorie et, finalement, nous ne faisons que ça !

Je ressens une véritable injustice ! Je dis haut et fort depuis la veille que je ne veux pas parler de théorie au point de rechigner à imprimer les documents ; et là, je me sens accusée en public de trahir mes propos. Que se passe-t-il ici ? Personne ne m'a écoutée ou je m'exprime confusément ? Se peut-il que je ne me rende pas compte de mes paroles ? A-t-elle observé une dissonance entre mes propos et la réalité de mon discours ? Après tout, je suis burn-ouatée…

— Tu te retranches derrière la théorie non ? Tu as peur de parler des besoins en groupe de parole peut-être ? insinue-t-elle.

Et si c'était vrai !? Je doute de moi… Où suis-je ? Dans un cauchemar ? Dans le brouhaha d'un bistrot ? Elles ne m'ont pas comprise ou c'est moi qui ne sais plus m'exprimer ? Ont-elles raison après tout ?

J'ai peur… Des larmes brouillent ma vue et ma réflexion.

La psy nous propose alors de parler plutôt des émotions à l'aide d'une liste ramenée par V. la semaine dernière. J'acquiesce volontiers, car au moins, sur ce sujet, point de théoriciens ou de théoriciennes !

Les larmes redoublent quand je lis la liste des perceptions. J'en choisis trois illustrant mes émotions du moment : « dépassée », « découragée » et « désespérée ».

Je me sens incompétente en communication et nulle en pédagogie ! … Pourtant, elles, elles pensent que je me la pète, que j'étale ma science ! C'est un comble non ?

Je jure que je ne voulais pas parler de théorie. Je l'ai dit et répété à tous, en groupe, devant la psy ! Pourquoi m'accuse-t-on de le faire ? Pourquoi veulent-elles me coller une étiquette... fausse de surcroît ? Elles ont de la chance de savoir qui et comment je suis ! Moi-même, je ne le sais pas. J'erre dans un brouillard identitaire palpable : Prof ? Infirmière ? Docteur ? Maîtres de conférences ? Cadre de santé ? Enseignant-chercheur ? Arrêtée de travail ? Malade ? Patiente ?... Voire imposteur ou hypocrite si ça se trouve ? Mes larmes coulent. Il me semble que je ne saurai jamais redresser le cap ni prouver que je n'ai pas trahi nos échanges de la veille. Je n'y arriverai jamais ! Je baisse les bras et perds pied ! La psy propose alors de faire un jeu de rôle pour mieux comprendre ce qui se joue derrière les échanges conflictuels entre V. et moi. Il est indispensable de sauter sur l'occaz *illico presto* ! Hélas, L. semble opposée à la méthode du jeu de rôle. Elle décide de partir, furieuse.

— Je perds mon temps ! lance-t-elle.

Je pense : *Princesse L. réclame de l'attention et semble furieuse que personne ne s'intéresse à elle.*

Seules V. et moi réalisons ce jeu de rôle pendant que la psy est partie voir L. V et moi revivons le malentendu, mal dit ou mal compris sans problème. Cet exercice apaise toutes mes tensions. Nous sommes toutes les deux d'accord sur nos échanges respectifs. Tout semble rentrer dans l'ordre comme par magie. Quand la psy revient, nous plaisantons au sujet de nos comportements, sereines.

Comme le formule souvent notre art-thérapeute : *Qu'est-ce que tout cela dit de moi ?* Je ramène mentalement cette formule à moi et… BINGO !

Au fond, je ne suis rien sans mon travail pour me définir.

Il se peut qu'un réflexe professionnel inconscient m'ait poussé à insister sur des références théoriques rassurantes pour moi, mais intimidantes pour les deux autres personnes présentes ? En revanche, j'entends les caractéristiques qu'elles me prêtent, comme celles de dominatrice, trop présente ou directive. J'accepte volontiers ce qu'elles ont dit de moi. Vraiment. Je suis comme je suis. Ceux ou celles qui ont du mal avec ma personnalité, je les invite à réutiliser la formule de notre art-thérapeute : *Qu'est-ce que tout cela dit de toi ?* Elle vaut le coup d'être posée en thérapie. Comme l'illustre le bon sens populaire et l'évangile selon Saint Thomas : *«* La paille qui est dans l'œil de ton frère, tu la vois. Mais la poutre qui est dans ton œil, tu ne la vois pas. Lorsque tu ôteras la poutre de ton œil, alors tu verras clair pour ôter la paille qui est dans l'œil de ton frère. *»*[68]

Ô combien la thérapie de groupe est-elle éclairante pour faire des liens que je n'aurais jamais réalisés sans les interactions du groupe de paroles. Elles sont reformulées aussi, lors des « reprises » collectives avec les psychiatres à la fin de chaque demi-journée.

2. Le suivi individuel comprend des entretiens psychologiques médicaux, infirmiers, ou avec un autre professionnel selon les besoins. Des consultations individuelles avec un psychologue référent sont planifiées une fois tous les quinze jours.

D'ailleurs, à la prochaine consultation individuelle, j'aimerais reparler des raisons pour lesquelles je n'ai pas réussi à m'écouter au profit du respect de la consigne de la psychologue. Cent fois sur le métier...

---

[68] *Traduction de Jean-Yves Leloup. In L'Évangile selon Thomas, Albin Michel, 1986.*

Si j'ai le temps, j'y parlerais aussi du rêve que j'ai fait la nuit suivant cette altercation :

Je rentre chez moi et je découvre, estomaquée, la présence d'un mort sur mon canapé. Des ex-collègues du bloc et leurs filles s'apprêtent à faire sa toilette mortuaire. Il a un mouchoir sur le visage. Il s'agit du père d'Odile, une ex-collègue du bloc. Personne ne m'explique sa présence chez moi. Tout semble entendu.

Sauf que moi, je ne suis pas d'accord. Pourquoi ne m'a-t-on pas demandé l'autorisation ? Tous semblent contre moi ; je ne comprends pas ce qui se passe. Personne ne semble m'entendre et trouver cette intrusion anormale. Je me sens abusée. Je suis ébranlée de n'être pas assez importante pour être consultée. "On" n'hésite pas à forcer ma porte et à abuser de mon hospitalité. Le tout semblant parfaitement normal à tous... À cause du mort ! Je finis par hurler à cette collègue :

— Tu serais une femme parfaite si tu étais moins intrusive et plus respectueuse des autres.

La nuit d'après, je fais un autre rêve resté intact dans mes souvenirs :

Un chirurgien cardiaque que je connais bien me demande de lui commander une valve cardiaque particulière. Mais, je ne suis pas sûre d'être encore compétente pour le faire depuis mon départ, il y a vingt-cinq ans. Pour que j'y parvienne, il me confie son ordinateur personnel. Voulant lui rendre ce service, je cherche des personnes-ressources dans tout l'hôpital pour satisfaire sa demande. Je n'y parviens pas. J'ai failli. Je me sens incompétente cachée derrière une fonction qui ne me convient pas. Moi, je suis là pour soigner les patients, pas pour commander des valves cardiaques. Ce chirurgien se trompe d'individu. Je ne suis pas celle qu'il croit. Il doit me confondre avec la cadre du bloc. Il y a confusion d'identité.

Ces deux rêves montrent deux situations. L'une dans laquelle des collègues abusent de mon hospitalité sans que je leur donne mon accord et une autre dans laquelle il y a confusion sur mon identité de cadre et celle d'infirmière de bloc. L'interprétation de ces rêves n'échapperait pas à un enfant de dix ans ! Comme nous rencontrons individuellement notre psychologue attitrée tous les 15 jours pour débattre des problématiques presque en temps réel, ces rêves et le récit de la séance explosive « des besoins » seront remobilisés. En effet, l'oubli et le recul n'ont pas le temps de diluer les souvenirs, les émotions. L'analyse des situations *in vivo* est très riche. Selon les étapes du parcours de soins, l'analyse aide l'introspection en permettant des liens, guidés par un professionnel spécialisé dans la souffrance au travail. Aussi, la confiance s'installe progressivement et permet d'explorer des sujets précis de façon plus profonde. Enfin, la thérapeute accompagne les changements en surveillant l'évolution des symptômes du burn-out. La thérapie individuelle a, bien entendu, les mêmes objectifs que les autres thérapies évoquées plus haut : *Se reconnecter à son corps et à ses émotions*.

Ainsi, psychiatre et psychologue constituent un socle sur lequel les patients s'appuient pour mener à bien leur travail d'introspection. Deux personnes ne sont pas de trop pour trouver le bouton du son de sa petite voix intérieure ! D'autres types de professionnels contribuent à mener à bien le plan de soins des uns et des autres.

À l'image de mon expérience des groupes de parole, j'essaie de lister toutes les situations de vie où j'ai ressenti une émotion négative, exagérée et/ou douloureuse suivie d'une opération mentale consistant à enfouir le sentiment tout au fond d'une poche et à mettre un mouchoir dessus. En réalité, l'image du mouchoir est connue mais elle ne correspond pas tout à fait à mon ressenti. Le mouchoir est trop léger pour garantir une totale étanchéité entre la douleur ressentie et l'individu. Lorsqu'on prend son visage dans ses mains quand on a mal aux dents ou quand on se souffle sur les doigts pour atténuer la brûlure, est-ce inadapté ? Efficace ? Symbolique ? Magique ?

Un autre exemple un peu diffèrent de celui du document théorique sur les 14 besoins, se rappelle à moi pour illustrer l'opération mentale consistant à ne pas porter attention à une difficulté. J'appelle ça : *faire mon cheval de trait*. En randonnée, devant un dénivelé positif important, la position que j'adopte est celle du cheval de trait trainant sa charge comme une brute épaisse avec fatalisme et obstination. Je ne réfléchis pas. Je ne regarde pas la pente car j'ai mis mes œillères. Et je grimpe… Même si ça fait mal, même si c'est difficile ! Comme un conditionnement mental, un coaching personnel qui permet de me surpasser et d'y arriver quand même. Ne pas regarder la montée permet de ne pas être découragée, de tenir le cap et d'y arriver coûte que coûte. À la Macron : *Quoi qu'il en coûte !* Une écrivaine rencontrée à Saujon, avait nommé son propre état : se transformer en *Candice, Machine De Guerre ou CMDG*[69]. Ici, c'est « *Catherine, Machine De Guerre* ». Efficace en diable mais ô combien risqué ! Que ce soit en tant que *cheval de trait* ou de *machine de guerre*, l'acharnement expose au risque de surcharge mentale et physique. En effet, l'hyperactivité dilue le malaise en l'anesthésiant par la distraction qu'elle produit. Le phénomène peut devenir addictif car l'activité, en plus de distraire de la douleur physique et mentale, produit le très jouissif sentiment d'auto-efficacité

[69] *Deroni, C. (2022). Au cœur du burn-out : Un témoignage pour mieux comprendre. Books on Demand. p.65.*

personnelle[70]. La motivation de l'individu devient puissante et pérenne. Deci et Ryan[71] l'appellent : la motivation intrinsèque, véritable potion magique de l'engagement dans l'activité. De fil en aiguille, l'activité succédera vite au surmenage, puis à toutes sortes de troubles, de douleurs et de signaux que les stimulants *coup de fouet* ne parviendront pas à combattre. Au stade de l'épuisement, « l'organisme capitule devant les facteurs d'agression. C'est la destruction des mécanismes régulateurs et l'apparition de dommages irréversibles », prévient Marie Pezé.

Au fil des consultations individuelles et des groupes de paroles, la relation avec ma mère m'apparaît de plus en plus distinctement. Par moment, elle m'agresse verbalement, quand mon comportement ne lui convient pas ; moi, je ne comprends pas toujours sa colère envers moi ; je suis blessée et souffre. Mais, devenue adulte, je ne compte pas changer mon comportement car je le trouve adapté. Que faire ? J'enfouis l'émotion négative au fond de ma poche avec un mouchoir dessus et j'obéis ? Ou bien, je résiste à cette tentative de chantage affectif : je

---

[70] *Le sentiment d'auto-efficacité constitue la croyance qu'a un individu en sa capacité de réaliser une tâche. Plus grand est le sentiment d'auto-efficacité, plus élevés sont les objectifs qu'il s'impose et son engagement dans leur poursuite. La théorie de l'auto-efficacité a été élaborée par le psychologue canadien Albert Bandura (Bandura, 1977, 1997, 2003) dans le cadre théorique plus large de la théorie sociale cognitive (Bandura, 1986).*

[71] *Dans leur premier modèle, Deci et Ryan (1985) distinguent deux types de motivation : la motivation intrinsèque dans laquelle l'action est conduite uniquement par l'intérêt et le plaisir que l'individu trouve à l'action, sans attente de récompense externe. Pour la motivation extrinsèque l'activité est pratiquée lorsque l'individu est poussé par quelque chose en échange de la pratique de l'activité (punition, récompense, pression sociale, obtention de l'approbation d'une tierce personne). Cette dernière est moins puissante et moins pérenne.*

t'agresse pour obtenir de toi ce que je veux ? Choix cornéliens ? De toute façon, rien que je fasse ne semble assez juste pour elle... Même pas ma thèse ! Elle me reproche qu'elle *me monte à la tête* quelques mois après ma soutenance. Je raconte au groupe que ma déception a été à la hauteur de cette réflexion injuste et dévalorisante. Je n'ai plus 7 ans, mais je suis encore très blessée. Plus, je suis blessée, et plus je surenchéris pour gagner l'inaccessible étoile : sa reconnaissance. Je commence à voir plus clair sur les conséquences de ne pas écouter ma petite voix et/ou de choisir la facilité de l'obéissance par convenance. Le choix n'est plus aussi cornélien que ça ! Par exemple, du vivant de mon frère, ma petite voix me disait bien qu'il fallait fuir son épouse comme un champignon vénéneux ! La petite voix sera muselée par l'injonction maternelle avec l'excuse suivante : « Fais un effort, c'est pour ton frère ! » disait-elle souvent, me laissant sous-entendre que c'était moi la méchante sans empathie et sans courage. Je me suis muselée et fais mine de (presque) rien. *In the pocket* avec le mouchoir dessus ! Maintenant qu'il est mort, je me sens responsable de la fin de vie misérable qu'il a probablement vécue. Une agonie, émotionnellement et physiquement isolée de sa famille par sa veuve. L'injonction de ma mère de *rester tranquille* et de *ne pas faire de vagues* aura permis de laisser le champ libre à la future veuve pour garder mon frère pour elle, le soustraire à toute sa famille dans un moment où celui-ci en aurait eu besoin. Je ne saurais jamais si, lui, désirait vraiment cet isolement.

— Pas de défilé ! a-t-elle envoyé par SMS.

Si j'avais eu le courage de désobéir, me sentirais-je moins coupable ?... Cependant, moi, j'étais recroquevillée dans mon canapé, mobilisant mes dernières forces pour appeler notaire et avocat afin de réclamer un droit de visite en urgence.

— Faites demi-tour ! Il râle ! ordonne-t-elle à mon fils et à ma mère déjà sur le chemin de l'ultime visite.

Quelle cruauté ! Malheureusement, elle ne connait ni l'empathie, ni les usages qui seraient plutôt d'annoncer : *Venez tous ! Il râle !* Au final, nous n'avons pas obtenu l'autorisation d'accompagner mon frère mourant. Manipulatrice, elle aura dû argumenter ce geste impitoyable comme étant le respect des dernières volontés de mon frère. Mais, jamais, au grand jamais, mon frère n'aurait voulu ça ! En muselant ma petite voix me criant depuis longtemps : *Attention ! Danger de manipulation par la petite peste.* Mais, me sentant contrainte d'obéir aux règles de bienséance, que j'appelle aujourd'hui, les *il faut, on doit*, je n'ai pas réussi à sauver quelques moments de chaleur et d'intimité avec mon frère. Aussi, ma mère a été interdite de fin de vie en ne voulant pas croire à mon intuition, pourtant étayée de nombreuses observations préalables. Elle, qui a été à l'origine de ses premiers cris de vie, n'aura pas le droit d'entendre son dernier souffle. Moralité : rien ne sert d'obéir aux « il faut, on doit », il vaut mieux s'écouter à point ! Je reviendrai sur le récit avec ma psychologue en consultation individuelle.

Une nuit d'insomnie, je prends mon ordinateur pour raconter, au plus près de mon ressenti, quelque chose que j'ai enfoui et qui semble reprendre corps progressivement. J'ai besoin, tout de suite, de le coucher sur le papier pour ne pas l'oublier comme on oublie un mauvais rêve. Mon besoin d'écrire est impérieux à ce moment-là. Une petite voix me dit que c'est très important pour la suite de ma guérison. A l'HDJ, (re)écouter sa petite voix est un objectif d'apprentissage. À la faveur de ce burn-out, de jour en jour, je prends conscience que ma mère n'est pas toujours bienveillante avec moi. Depuis que je vais mal, je me rends compte de son détachement face à mon état. Je me sens tellement affaiblie, tellement amoindrie. Je suis à vif, à la merci du moindre choc ; tout ce qui pourrait porter atteinte à mon intégrité me terrorise. J'ai conscience de ma faiblesse comme un animal blessé qui se cache pour ne pas être mangé par d'autres animaux prédateurs. Réflexe reptilien ? Je prends conscience que la proximité avec toute personne potentiellement agressive, mère incluse, ne me fera pas de bien, voire pourrait me détruire.

Dans le même temps, des souvenirs remontent à ma conscience. En particulier, je me rappelle du jour ou ma mère m'a traitée de *sale gamine*. Comme une claque ! Mais, en plus douloureux, et surtout, en plus humiliant. Moi, je n'avais pas l'impression d'avoir fait ou dit une bêtise. Cet après-midi-là, nous étions allées, à pied, arroser les fleurs d'une amie partie en vacances. Nous étions seules. Mon frère devait être resté avec ma grand-mère maternelle. Elle m'avait reproché violemment d'avoir exprimé toute mon admiration de petite fille face au plafond cathédrale de la salle à manger, à la cheminée dégageant une odeur de brasier éteint et au beau salon en cuir posé sur un tapis blanc, velu comme un ours polaire.

— Comme c'est propre et beau ici ! J'aimerais avoir une maison comme ça ! avais-je dit les yeux sans doute pleins d'étoiles, déjà sensible à l'esthétique de l'architecture intérieure. Je me souviens de sa fureur d'avoir entendu cette phrase et de sa réplique cinglante :

— Tu n'es qu'une sale gamine !

Ben pourquoi ? ... Je ne comprends pas en quoi exprimer son admiration peut-il la faire réagir comme une furie ? Mais, à cette époque-là, ce n'est pas la question que je me suis réellement posée. L'enfant que j'étais réfléchissait de façon moins abstraite ; il possède une grille de lecture de la réalité plus intuitive. Ce serait quelque chose comme : *Qu'est-ce que j'ai dit ou fait de mal ?* Le « bien » étant ce qui plait à maman ; le « mal » serait ce qui lui déplait. Justement, je sens bien, ce jour-là, que l'expression de mon admiration spontanée lui déplait. Je me souviens avoir ressenti d'abord de la sidération face à cette phrase définitive et injuste. *Sale gamine*. Une race d'enfant que mon imagination fertile s'est représentée comme une gamine issue d'une génération spontanée, sans filiation possible. Une marginale... et sale en plus !

Au pied de notre appartement, un clochard venait parfois faire la sieste. Il était gentil avec moi, me parlait et me souriait. Je me sentais proche de lui grâce à son sourire édenté... comme le mien ! La petite souris était passée souvent chez lui ! Mais pas la brosse à dents !

— Tu ne vois pas comme il est sale ! Ne t'approche pas trop ! D'ailleurs, je ne veux pas que tu lui parles !

Deuxième point commun avec ce clochard ! SALE ! Tout ce que je ne dois pas devenir ? ... Sauf que je le suis, « sale » ! Une enfant de six ans croit son parent. Cette expression m'a fait mal en me donnant le sentiment de ne pas être digne de son contact pour une raison que j'ai longtemps tenue pour mystérieuse. Sale... La honte et le dégoût de moi étaient forts. Peut-être que ce jour-là, j'ai appris à mettre mon mouchoir sur ces émotions tellement inconfortables… Et surtout, à faire les choses que maman aime et à m'interdire de faire celles qu'elle n'aime pas. Sauf que je ne sais pas exactement faire la différence au fond. Aujourd'hui encore, je ne comprends pas ce qui, dans mes mots, l'a mise hors d'elle. La blessure narcissique de la comparaison avec notre intérieur à nous sans doute ?

Maman, elle se vexe vite ! Aujourd'hui encore, elle prend la moindre remarque anodine ne la concernant pas, comme une attaque personnelle. Elle se l'approprie et se vexe immédiatement. Même, et surtout, quand il s'agit de rire de soi-même ! Elle surréagit alors sur un mode plutôt agressif. Il n'est pas question de psychanalyser une autre personne que moi-même. Mais il faut admettre que les interactions avec elle n'étaient pas toujours rassurantes. J'ai donc appris comment reconnaître sa satisfaction ou, au contraire, son agacement. En écoutant l'intonation de sa voix, je savais déjà. Vers sept ans, je me souviens de mon étonnement lorsque je l'ai entendu dire à une voisine venue nous rendre visite :

— J'ai des enfants qui ne sont pas très câlins.

Elle disait ça presque avec fierté. Comme si c'était bien pratique d'avoir des enfants comme nous ! J'ai aussitôt interprété la phrase par : *Les câlins, ce serait plutôt mal donc ?! Je ne l'embête pas avec ça... Ouf ! je ne serai pas une sale gamine !* pensais-je, comme une employée de maison se réjouit de faire du bon travail dans l'attente de satisfaire sa patronne. En ne l'ennuyant pas avec des câlins dont j'avais envie, voire besoin, je faisais ce qu'il fallait pour la satisfaire. Pourtant, comme j'aurais été confortable, protégée par sa douceur. J'ai dû mettre mon mouchoir au-dessus de mon énorme envie d'être prise dans son giron, de recevoir de la tendresse, des caresses et d'être bercée comme un petit enfant. Il paraît que j'étais trop grande pour ça.

Pourtant, sur le moment, j'avais été perplexe d'entendre cette phrase venant de ma mère. La phrase ressemblait à un compliment détourné qu'elle nous faisait, à mon frère et à moi. Elle semblait fière que nous n'ayons pas besoin de « ça » ! En fait, je ne comprenais pas, là non plus. Ce n'était pas nous, mon frère et moi, qui ne demandions pas d'affection. Je savais bien, moi, que c'était elle qui n'était pas câline. Elle ne nous embrassait que sur un coin de sa bouche pour ne pas nous « tâcher » avec son rouge à lèvres. En réalité, j'aurais aimé être toute tâchée de rouge à lèvres. Mais j'aurais eu trop peur de réclamer. De toute façon, avec la phrase que j'avais entendue, je n'étais pas prête à en réclamer des câlins ! Pourtant, je rêvais d'abondance, de profusion et de douceur. La crise du COVID-19 nous a contraints au port du masque, à ne plus embrasser personne et ne plus se rapprocher physiquement les uns des autres. Elle, qui a survécu à un COVID long à plus de 80 ans, est très fière de n'avoir contaminé personne, même pas moi ! La voilà excusée par les saintes mesures barrières ! Absoute de tout pêché de tendresse excessive ! Une opportunité cette pandémie pour qui fuit les contacts physiques ! Mais, oublions cela.

Pourtant, à la même période de ma vie d'enfant, je me souviens très clairement d'un grand moment d'émotion positive. Mes souvenirs sont très précis. Je me souviens même du menu du jour : de la salade cuite avec des pommes de terre. Nous étions dans la cuisine, ma mère « *nous faisait manger* » disait-on autrefois. Elle nous installait dans la cuisine, mon frère et moi, face à face, et nous servait. Nous ne devions pas sauter de joie à l'idée de manger cette salade cuite de malheur. Peut-être, avalions-nous, avec de grandes dents, ces longs filaments foncés et gluants ? J'ai oublié le contexte dans lequel ma mère nous dit la phrase suivante :

— Je crie beaucoup sur vous, mais je vous aime quand même !

Cette phrase est allée directement de ses lèvres à mon cœur. Émue aux larmes, je baissais les yeux sur mon assiette de salade cuite. Pour rien au monde, je ne voulais qu'elle ne remarque mon émotion. Je ne le souhaitais pas pour ne pas l'embêter avec ma sensibilité qu'elle aurait pu trouver encombrante et inopportune. Aujourd'hui, j'ai compris que je jouais son « jeu »[72] pour être raccord, et

[72]*Un jeu psychologique est un échange entre deux ou plusieurs personnes dont le but réel pour chacun n'est pas la poursuite de la discussion au niveau de ce qui est dit, mais de ce qui est dit et qui ne s'entend pas. L'analyse transactionnelle étudie les phénomènes*

donc, en sécurité affective. Les années passant, je suis alors devenue une experte pour me connecter aux autres, de façon à traquer leurs émotions, y deviner leur météo marine, et finalement à adapter ma voilure en fonction. En revanche, je n'ai pas appris à me tourner vers moi, à apprécier mes propres émotions. Les parents apprennent à nager aux enfants pour qu'ils aient une ressource en cas de danger, mais ils ne leur apprennent pas à explorer leur vie intérieure, leur sensibilité et leurs émotions afin de leur apporter d'autres précieuses ressources au quotidien. Je ne sais donc pas le faire, ou pas bien. Un peu comme un adulte qui, ne sachant pas nager, se prive des joies de la navigation en restant à quai.

---

intrapsychiques à travers les échanges relationnels de deux personnes, appelés « transactions ou jeux ». L'analyse transactionnelle vise à permettre une prise de conscience ainsi qu'une meilleure compréhension de « ce qui se joue ici et maintenant » dans les relations entre deux personnes et dans les groupes.

Chapitre 10

S'exercer dans la vraie vie

Toutes les découvertes que j'ai faites concernant mes souvenirs émotionnels de petite fille sont capitales dans l'analyse de ma situation de femme soignante en burn-out. Capitales mais parfois encombrantes. C'est gênant de reconnaître publiquement ne pas avoir reçu assez d'amour et d'être rendue à en rechercher éperdument. Mais c'est pourtant un fait. Il faut que je fasse avec. Du mieux possible.

Ce n'est pas parce que j'ai trouvé le lien de cause à effet que j'ai gagné le cocotier ! Ce n'est pas suffisant pour se débarrasser des conséquences incommodantes et de s'exonérer des effets indésirables présents.

L'autre bataille est maintenant d'en tenir compte et de s'exercer à la transformation dans la vraie vie.

Randonnée en Alsace (octobre 2022)

Une occasion pour expérimenter la phase d'apaisement et les techniques de pleine conscience s'est présentée lors d'une semaine de randonnée en Alsace. Un voyage/rando est organisé par mon club de randonnée chaque année. Je m'y étais inscrite en octobre 2021 pour un séjour en octobre 2022. La fatigue et les douleurs m'avaient fait hésiter sur l'intérêt d'y participer dans l'état qui était le mien à l'automne 2022. L'amitié et la bienveillance du groupe allaient-elles peser dans ma décision ? En outre, les conditions du voyage étaient confortables pour moi compte tenu d'un covoiturage et d'un hôtel adapté où je pourrai séjourner en cas d'impossibilité de randonner. Ma première psychiatre semblait très favorable car la marche est un sport d'endurance assez doux qui aurait des propriétés apaisantes inexpliquées. Moi, je sais que le contact avec la nature me réjouit, m'apaise, et pour finir, chasse l'angoisse bien présente fin septembre 2022. J'ai donc maintenu ce projet.

Quand nous partons, j'en suis à mon cinquième cachet de Prozac®. Je ressens déjà une légère amélioration. Je ne suis pas encore admise en HDJ mais je suis rassurée car mon admission est déjà prévue à mon retour. Les étoiles sont alignées de ce côté. Mon chat, devenu unique, est gardé par la voisine qui lui rendra visite deux fois par jour.

Les premières randonnées sont faciles et m'apportent la joie béate que j'escomptais face aux paysages bucoliques. La fatigue semble ne plus exister quand je grimpe dans la forêt alsacienne autour d'Obernai. Mes bâtons me soutiennent. Mon pas est assuré. La température est printanière en ce début d'automne. La forêt de Landsberg commence juste à roussir. Pleins de champignons rouges, orange et même violets poussent çà et là. Avec notre guide, nous prenons le temps de les admirer. Au retour, la fatigue m'assaille chaque soir et me fait écourter les repas. Je vais me coucher vers 21h. Mes voisines de chambre frappent à ma porte pour me réveiller un peu avant 9h.

Le mercredi, pas de randonnée ! Un couple d'amis randonneurs et moi en profitons pour aller visiter l'intérieur du château du Haut-Koenigsbourg en voiture. Son altitude me fait un peu peur pour la randonnée du lendemain prévoyant de gravir la Montagne des Singes et la Volerie aux Aigles. Demain est un autre jour. Mais aujourd'hui, après le château fort, Riquewihr nous accueille sous un soleil radieux au cœur des vignobles. Nous mangeons des spécialités alsaciennes dans un restaurant atypique avant d'aller goûter, puis acheter du vin au domaine de *La Cave de la Route Romaine*. Toutes ces activités me ravissent mais ne me fatiguent pas autant que je l'aurais imaginé. Un peu comme à Saujon.

La randonnée du jeudi s'avère effectivement plus difficile pour tous. C'est long, pentu et accidenté. Sans difficultés apparentes, je sens mon genou faiblir en fin de journée, puis s'entorser assez intensément. Je crie. J'ai mal. Je ne tombe pas, retenue par mes bâtons. Cette fois, je comprends instantanément le signal. Demain, j'arrête. Je reprends le parcours du jour lentement et précautionneusement. Hélas, nous nous perdons dans les ravines des vignes. Je suis furieuse contre le guide qui nous a égarés sur un terrain très accidenté. Je décide de stopper net cette randonnée. Je m'arrête de marcher et préviens le guide de ma décision. Brutal, personnel, égoïste ? Non... Juste bien senti et bien entendu ! Cinq randonneurs fatigués feront la même chose que moi. Nous attendrons ensemble les voitures venir nous chercher sur la place ensoleillée d'un charmant village alsacien. Le dernier jour, je me retrouve seule à l'hôtel, décidée à respecter le signal d'hier. Ils sont partis de bon matin. L'hôtel dispose d'une bibliothèque et d'une piscine intérieure chauffée avec un jacuzzi. J'échafaude des projets d'activités car je crains de m'ennuyer. Ces projets finiront sous ma couette. En effet, je fais mes deux siestes de deux heures chacune. J'ai écouté ma fatigue et la petite voix venue de mon corps demandeur de repos. Même si j'ai un peu honte de raconter ma journée de marmotte, je suis sûre d'avoir fait le bon choix. Je suis rassurée d'avoir compris le message. Je me sens fière de moi.

La Toussaint 2022

Je n'ai pas téléphoné à ma mère car je suis partie de chez elle furieusement alors qu'elle me traitait d'idiote. Je ne suis pas en mesure de supporter les conflits et autres violences verbales ; donc je m'éloigne. Aujourd'hui, le jeudi 27 octobre, voilà cinq jours que je ne l'ai pas appelée. D'habitude, je me contrains à le faire les mercredis et samedis tôt le matin. J'écris que ce rituel bihebdomadaire est une contrainte pour moi car je n'en ai pas forcément envie. Pour justifier ce rythme imposé, elle m'explique souvent qu'elle imagine qu'une catastrophe est arrivée comme un accident, une agression, une maladie, un enlèvement. Elle est généralement très inquiète et s'est toujours fait des films qui finissent mal. Mon frère était plongeur sous-marin à ses heures perdues. Elle redoutait toujours qu'il ne meure sous l'eau, asphyxié. De même, lorsque je lui téléphone de l'hôpital, elle me demande d'une voie blanche ce que je fais dans un hôpital : *Je **travaille** dans un hôpital depuis 1984, maman !*

Elle s'inquiète car elle nous aime ? Elle a peur qu'il nous arrive malheur ? Pourtant, l'inquiétude, ce n'est pas de l'amour, ni une preuve d'amour. Beaucoup de gens confondent. L'inquiétude est un état inconfortable assimilé à de l'angoisse ou de l'anticipation anxieuse. Une personne A, atteinte d'anxiété généralisée, ressent alors un besoin pressant d'être rassurée par une personne B présente dans son entourage immédiat. Machinalement, la personne B cherche alors à rassurer A. A peut alors chercher à pérenniser le service rendu tant que B voudra bien le lui rendre, au pire en la rendant coupable des désastres imaginés. B endosse alors une culpabilité qui n'est pas la sienne et se sent obligée de continuer ce que A lui intime de faire implicitement. Où se cache l'amour chez A comme chez B ? Quelles preuves d'amour dans cet imbroglio d'intérêts personnels ?

Quand je reste silencieuse au téléphone plus de trois jours, ma mère m'attribue souvent l'inquiétude qui l'envahit sur un mode agressif. « Tu es toujours vivante ? » persiffle-t-elle alors. Ou bien, réclamant son dû cyniquement : « Depuis le temps, je pourrais être morte et enterrée que tu ne le saurais même pas ! » Là, elle me tient responsable de ses scénarii catastrophes et de sa crainte... mais aussi de son soulagement, lorsqu'enfin, elle entend le son de ma voix. Je fais sa pluie et son beau temps en quelque sorte. Le plus extraordinaire est qu'elle fait aussi ma pluie et mon beau temps car ma propre météo s'obscurcit annonçant l'orage ou la tempête dès que j'essaie de me soustraire à l'injonction maternelle. Tombe alors le couperet. Non seulement, je me sens, moi aussi inconfortable par un système de vase communiquant, mais en plus, je me sens accablée de ne pas assurer mon rôle de réassureur public n°1. Je vais morfler et me prendre des scuds... Quid alors de mes propres craintes ?

Devenue consciente de ces jeux, une question reste en suspens aujourd'hui : pourquoi c'est moi qui dois lui téléphoner pour la rassurer ? En effet, je ne suis pas inquiète pour elle, moi. Si cette histoire de catastrophes hypothétiques tenait la route, pourquoi ce n'est presque jamais elle qui met fin à ses propres angoisses en vérifiant si je suis toujours vivante ? Inconsciemment, m'instrumentalise-t-elle sans vergogne ?

Avant l'ère des NTIC, dans les années 80, je jouais fréquemment ce rôle de réassureur, contrainte et soumise. Je me souviens être partie à la recherche de cabines téléphoniques, en état de marche et plus ou moins salubres. A ces chasses dans la ville, s'ajoutait la recherche des précieuses pièces de monnaie pour les faire marcher. Quand il me manquait, soit la cabine, soit la monnaie, je me sentais bizarrement fautive. Encore aujourd'hui, la culpabilité de la laisser seule, probablement angoissée de ne pas avoir de mes nouvelles, me rend très inconfortable. Ce jeudi 27 octobre, c'est ce qui arrive. Pourtant, la Toussaint arrive à grands pas. Je lui ai déjà signalé que je ne suis pas sûre de pourvoir conduire jusque Valenciennes. Je devrais l'appeler, mais je repousse pourtant. Ne plus lui parler, me protège d'éventuels scuds meurtriers qui me laisseraient encore plus détruite et démoralisée. Plus le temps passe, plus la pression monte, et plus je me sens coupable. Je sens l'épée de Damoclès au-dessus de ma tête, menaçante. En effet, j'ai décidé, le samedi précédent, de ne pas l'appeler après ses remontrances méprisantes quand je la laisse sans nouvelles. Je n'envisage pas ce geste comme une punition mais, comme un gilet pare-balle. Son déni de ma maladie, observé une nouvelle fois ces dernières semaines, semble gâcher les progrès réalisés en hôpital de jour. Gravir une marche et en dévaler trois ! Je lui en veux terriblement car elle ne me croit pas. Pourtant, je lui montre combien je suis mal, angoissée, fatiguée, mais elle semble ne pas le voir. Au début, je lui trouvais l'excuse du deuil de mon frère ; ou bien, le déclin cognitif, doublé d'une tendance à la paranoïa, qui ne lui permettraient pas de comprendre ma pathologie ? Autre hypothèse : mes sens étant plus aiguisés à cause de mon épuisement émotionnel, je perçois avec plus d'acuité son agressivité à peine masquée à mon égard. Mais peut-être met-elle son mouchoir au-dessus de mon burn-out. C'est bien pratique ces mouchoirs de fond des poches... Ils sont les boules Quies® des émotions dérangeantes.

Moi, je me sens abandonnée, prise pour quantité négligeable. Ne pas être entendue à ce point me blesse. Je ressens son aveuglement comme une preuve de mépris. Je préfère ne pas lui parler car son attitude froide, pleine de sous-entendus acides, me fait craquer. « Craquer » n'est pas le mot car il suggère la complaisance. Je « craque » car j'ai peur. Son humeur incertaine me terrorise et me fait retomber dans un piège archaïque ; en effet, machinalement, je me sens obligée de tenter d'apaiser son état émotionnel. Je me sens invariablement responsable de sa mauvaise humeur. Et pourtant... Je crains sa colère froide encore aujourd'hui. Son ton cherchant à se faire plaindre et/ou à me culpabiliser atteint sa cible presque à chaque fois. Je n'ai pas pitié d'elle mais ELLE me fait pitié. Je veux me débarrasser à toutes fins de ce schéma de fonctionnement devenu chronique car il est responsable d'un effet papillon sur mes actions.

Pourtant, ce jeudi 27 octobre, je ne fais pas ma maligne. J'ai très peur lorsque je ne fais pas ce qu'il « faut » ou ce que je « dois » faire. Le plus simple serait peut-être d'accepter de se soumettre à son désir pour être tranquille. Ce matin, je ne prends pas la voie de la simplicité…donc je tremble. Aujourd'hui jeudi, il faudrait que j'appelle ma mère pour lui dire que, pour la Toussaint 2022, j'ai demandé son avis à ma psychiatre quant à la possibilité pour moi de conduire 120 kilomètres et passer trois heures de visites sur les différentes sépultures familiales. Elle pourra prendre conscience de l'effort que je fais pour elle, alors que mon énergie est comptée. Je ne veux plus que le deal soit automatique, comme il l'est depuis quarante ans. En effet, la psychiatre et moi nous sommes mises d'accord sur la consigne suivante : j'accepte l'obligation d'honorer le jour des morts mais je m'octroie la possibilité de faire demi-tour si la fatigue apparaît et/ou si l'ambiance avec ma mère devait devenir orageuse. Cet exemple anodin n'a l'air de rien. Mais le comportement à adopter, nouveau pour moi, est extrêmement difficile à mettre en œuvre. A presque soixante ans, j'ai besoin d'une tierce personne d'autorité pour affirmer ma maladie, et pour, éventuellement, m'empêcher d'avoir un accident. Je retarde le moment de prendre le téléphone par tous les moyens. Je reporte l'appel de minute en minute. Je tourne en rond dans ma maison. J'ai peur. Je crains tellement sa réaction. Effrayée, je me jette à l'eau et appuie enfin sur la touche rouge de mon iPhone. L'appel fut bref. De toute façon, mon iPhone 10 ne marche pas bien sur son fixe de l'époque paléolithique. Sa voix a l'air plutôt bonne. Pas d'avis de tempête à l'horizon. Ouf ! Un problème de moins. Pas de reproches sur mon silence de cinq jours, ni de : *T'es pas morte ? ... Si ça t'intéresse encore, moi non plus !*

D'emblée, j'annonce :

— Je t'appelle rapidement concernant la Toussaint.

— Ah bon... On ira pour nettoyer les tombes, porter des fleurs ou pas ?

Je reformule, patiente, doutant de sa compréhension :

— La psychiatre accepte que l'ensemble ne dure pas plus de trois heures... sans émotions fortes et sans éclat de voix ! Si je ne me sens pas bien, je devrais faire demi-tour pour être capable de rentrer sans encombre.

— Ah oui... il faut que tu puisses conduire... On irait quand alors ?

Le ton devient implorant mais directif à la fois. Aïe aïe aïe !

— Ce sera peut-être lundi 31 octobre matin, si tu es disponible ?

— Ben oui, il faut que je prépare !... Car si on lave les tombes ou non, ce n'est pas la même chose..., argumente-t-elle avec un fond d'agacement. Sentant le vent de l'orage arriver et ma patience me lâcher, j'esquive très vite :

— OK ! Je te laisse alors ! Je te rappelle demain !

— Pierre-Antoine est là ? me demande-t-elle avant que je ne raccroche.

Je sais déjà ce qu'elle veut me dire en prenant des détours bien compliqués. Elle va demander à son petit-fils d'aller l'amener dans le jardin des souvenirs pour « visiter » les cendres de mon frère. Message subliminal reçu cinq sur cinq ! J'ai les codes d'accès depuis longtemps pour comprendre les non-dits mystérieux de ma mère. Voilà mon hypothèse : elle sait déjà que je ne l'emmènerai pas là-bas. J'ai refusé d'y aller de crainte de rencontrer la veuve, ce qui pourrait être dangereux pour moi... mais probablement pour elle aussi ! Elle va appeler mon fils pour qu'il l'amène. Ce serait si simple de le dire comme ça, au lieu du *Pierre-Antoine est là ?* La semaine d'après, mon interprétation s'est avérée exacte. Je m'améliore pour écouter la petite voix, ou suis-je, plutôt devenue championne du monde en interprétation des non-dits ?

Le lendemain, j'attends le train pour rentrer chez moi après la demi-journée d'hospitalisation de jour, ce vendredi 28 octobre à 19h. Il faudrait que j'appelle ma mère. J'aimerais me débarrasser de ce coup de téléphone le plus vite possible, très fatiguée en fin de journée. Mon train arrive dans un quart d'heure, j'ai largement le temps de le faire. Sauf que, de nouveau, je rechigne. Personne sur le quai de la gare baigné d'une température exceptionnellement élevée à la veille d'Halloween. *Allez Catherine... Courage !* m'automotivé-je

J'appelle. Petite voix d'outre-tombe. Réelle ou destinée à me faire pitié ? Changement de tactique ou réel abattement ? Peu importe, j'y vais :

— Donc, c'est bon pour le 1er novembre hein ?

— Nous avions convenu le 31 octobre matin maman ? ... Tu t'en souviens ? C'était hier.

— Non... C'est que ton oncle a téléphoné pour nous inviter à manger le 1er ! se défend-elle.

Je rassemble ce qu'il me reste de patience pour lui signaler que la visite des quatre cimetières, plus le repas, va très largement dépasser les trois heures. Donc non ! Elle cède et n'insiste plus. Silence de mort.

— Alors, je dois décommander pour le 1er, c'est ça ?

— Maman, il ne s'agit pas de décommander puisque rien n'a été décidé. Mais oui, tu peux dire que nous ne viendrons pas… Mais si tu as envie d'y aller, je peux t'y déposer si tu trouves le moyen de revenir chez toi par toi-même !

— Mais tu sais bien que je ne peux pas revenir seule !

— Alors oui ! Tu peux dire à mon oncle que nous ne viendrons pas manger car ma psychiatre n'est pas d'accord ! Tu peux leur dire. Donc, à lundi 31 à 9h, sans éclat de voix, ni reproches !

Je raccroche juste après qu'elle m'a remerciée d'une petite voix de martyre.

Yeessss ! J'ai réussi à re-re-re dire que je suis malade, et en plus, à ne pas mettre laisser manipuler en résistant au rajout d'un repas de famille. Enfin, le sentiment de succès est une fugace sensation positive… Car, je ne peux pas m'empêcher de me dire qu'elle aurait peut-être aimé être avec son frère, en famille, pour fêter le jour des morts. Dès lors, je retombe dans le piège. Un énorme vide noir et vertigineux me remplit la poitrine. Je rentre chez moi triste, coupable, avec l'envie de remplir ce vide incommensurable. Je perds pied. Manger ? Le Prozac® me rend beaucoup plus sobre au niveau alimentaire. Boire ? Dévastée, je bois un grand verre de vin et avale un Xanax®. Je vais me coucher tôt car je suis fatiguée ; mais aussi, pour oublier la douleur, la culpabilité et le remords d'avoir été, ouvertement et en toute conscience, une sale gamine. Demain, je ferai un rapide aller-retour au Touquet avec mon ex-belle-sœur dans l'espoir d'y prendre un plaisir partagé et authentique. J'ai besoin d'être au top de ma forme pour le lundi 31 octobre.

Le lundi 31 octobre 2022, je pars chercher ma mère à son domicile vers 8H30. Je monte au cinquième étage pour l'aider à porter les deux potées fleuries prévues. Bon... elle en a acheté trois. On ne sait jamais si quelqu'un d'autre ne meurt entre temps ! Pourtant, elle avait bien noté sous ma dictée : une potée pour mon père et une potée pour ma tante Mireille. Puisque j'ai observé ses troubles de la mémoire, je lui demande de noter tous ses rendez-vous dans son fameux agenda et d'écrire les *to do lists* dans la marge. Elle a dû oublier de se relire. L'ambiance semble plutôt calme. Dans la voiture, je la préviens du circuit que nous allons faire : d'abord déposer les fleurs fraîches, et ensuite, les fleurs artificielles au cas où j'aurais besoin de faire demi-tour. Elle se met alors à rire à gorge déployée. Je ne perçois pas de sarcasmes. Il s'agit d'un rire franc, comme devant un bon mot d'esprit.

— Faire demi-tour ? Tu n'y penses pas vraiment ?

— Je ferai ce que le médecin m'a dit : faire demi-tour si je ne me sens pas bien.

Silence. Que comprend-elle ?

Arrivées dans le cimetière où repose mon père, nous constatons que la tombe a été nettoyée et les lettres repeintes par mon oncle. Dans les trois autres cimetières, nous observons la même chose. Globalement, je me sens soulagée d'être arrivée à bon port. Je me sens capable de conduire sans problèmes pour l'instant. Heureusement, car je ne peux pas compter sur les indications de ma mère qui semble ne plus se reconnaître dans l'espace. Elle a vécu là-bas pourtant... Elle y est née. Je suis soulagée de fleurir la dernière tombe vers 11h30. Comme l'horloge le permet, je suggère à ma mère de passer voir mes oncle et tante dont le domicile est proche.

— Ça leur fera très plaisir, je pense... dit-elle.

Moi, j'ai un peu peur qu'ils ne me reprochent mon refus de manger chez eux. Ils nous accueillent pourtant chaleureusement. Je profite pour leur expliquer ce que je fais lors de l'hospitalisation de jour et les consignes de la psychiatre pour aujourd'hui. Néanmoins, lorsque nous décidons de reprendre la route, ma tante me dit :

— Vous auriez quand même pu rester pour manger…

Ah ben non !... En aucun cas ! pensais-je, résignée et épuisée.

— Si tu ne te sens pas bien, je pourrais venir te chercher et puis voilà ! C'est tout simple ! enchaine mon oncle, dans un ultime essai.

J'ai envie de lui demander s'il compte venir nous chercher vivantes, mortes ou en morceaux mais je suis trop fatiguée pour faire de l'humour noir. Déçue et accablée, je me dis alors qu'ils n'ont toujours pas entendu véritablement. Nous rentrons. Sur la route, je crains de m'endormir. La pression est retombée. Je fatigue car voilà quatre que je suis partie. Il est 12h30. Je suis, une nouvelle fois, au bout de ma vie. Ma mère est silencieuse, fatiguée aussi. Nostalgique, je pense à une journée de « travail type » à l'IFSI. J'admets, avec regret, que je ne suis pas prête à reprendre le travail. J'admets aussi que tout ce petit monde reste dans le déni et n'intègre pas ce que j'explique. Peut-être que la maladie qui touche l'esprit les dépasse ? Il faut que je laisse « pisser le mouton », que je lâche prise face à un phénomène dont je ne viens pas à bout. Je pense à l'empereur Marc-Aurèle, à qui j'aime à attribuer la prière de la sérénité[73]. À cet instant-là, elle m'apparaît particulièrement pertinente :

Mon Dieu, donnez-moi la sérénité
D'accepter les choses que je ne peux pas changer,
Le courage de changer les choses que je peux
Et la sagesse d'en connaître la différence.

---

[73] *La prière de sérénité est utilisée et a été rendue célèbre par les Alcooliques Anonymes dans leur Big Book paru en 1939. Pour certains, la Prière de la Sérénité est un texte rédigé par le théologien américain Reinhold Niebuhr (1892–1971), au cours des années 1930, et utilisé de façon certaine dans un sermon en 1943. Mais, il n'existe aucune certitude sur son véritable auteur.*

Écrire ce livre... ça sent le brulé non ?

Écrire est une activité plaisante et utile pour moi. Utile car j'oublie tout quand j'écris, un peu comme quand je peignais. Une véritable évasion sans bouger pendant laquelle l'esprit se promène à son gré. Plaisante, car elle fait appel à ma créativité et à mon sens de l'esthétisme littéraire. Je produis des mots. Je construis des phrases, les plus ravissantes possible. Je fabrique des groupes de mots que je transforme en chapitre. Je bâtis une chose concrète alors que mon expérience et mes souvenirs, eux, sont abstraits, entreposés en vrac dans ma mémoire incertaine. L'écriture fait revivre les situations en les rendant presque palpables, puisqu'écrites. Elles se sont chosifiées. Leur analyse en est facilitée, surtout en thérapie. Enfin, je crée une trace plus solide car j'ai constaté que le temps dilue les expériences de vie ; les écrire a une fonction d'ancrage et de stabilisation à la fois.

En effet, quand j'ai commencé l'écriture de mon expérience de thérapie à PsyPRO, je me suis souvenue avoir écrit le cheminement d'une autre thérapie débutée entre 2008 et 2011. J'ai cherché longuement dans mes archives pour retrouver le fichier numérique d'alors. En le relisant, je me suis rendu compte que j'avais complètement oublié son contenu. Le relire a été comme retrouver une pièce d'un puzzle presque terminé, derrière un vieux meuble et pourvoir enfin l'achever. Ce qui m'étonne, c'est que j'en arrive aux mêmes conclusions dans le mon journal de bord ancien de quatorze ans. Ce constat m'a bluffé. Comment avoir oublié la progression de ma première thérapie ? S'est-elle évaporée en raison de l'amélioration de mon hyperphagie ou s'est-elle cachée derrière un refoulement protecteur ? Ou encore, ai-je vraiment oublié ? S'est-elle mélangée, s'incorporant au dedans de moi au point d'en devenir un constituant de mon identité ? En n'en parlant lors des groupes de paroles de PsyPRO, beaucoup ont conclu au même phénomène : il ne suffit pas d'analyser une situation de façon intellectuelle comme constater un manque de reconnaissance de la part d'un parent. Il s'agit plutôt de se l'approprier, que ledit constat passe à l'intérieur de soi pour y être incorporer et n'en pas ressortir. Écrire et remettre plusieurs fois l'ouvrage sur le métier semble incontournable pour ancrer le cheminement, et surtout, pour parvenir à le suivre.

Tellement déterminante dans ma vie, j'ai décidé d'écrire mon expérience du burn-out. L'écriture gravera les expériences vécues dans le marbre de mon disque dur personnel. Ensuite, elles pourront mieux être disséquées, comprises et mises en lien les unes avec les autres. Elles seront donc réutilisables plusieurs fois pour moi, et aussi pour les lecteurs. J'ai donc assez vite transformé l'ébauche d'un journal thérapeutique en ouvrage structuré, dont la lecture est destinée à m'aider, et à en aider d'autres, touchés par le même cataclysme. Dès lors, ce nouveau projet bien identifié comme « récit autobiographique », a pris une autre dimension. Mais, il a failli me faire rechuter. Je vais en faire le récit car il pourra devenir un apprentissage précieux pour moi dans l'avenir proche.

J'avais créé un fichier destiné, dans un premier temps, à contenir mes réflexions. Puis, j'ai ébauché un plan tout en consultant des ouvrages autobiographiques avec l'œil de l'écrivaine : mise en page, dialogue, normes de présentation… Novice, je lis tout ce que je trouve sur internet à ce sujet. Je cherche même un titre tant l'exercice me séduit. D'abord, je me lance dans le récit de la journée du 10 mai à 10h. Que ça fait du bien de ranger ce fouillis de souvenirs amers. Ils deviennent tout à coup moins plombant, plus salutaires et utiles. Puis, j'écris la journée du lendemain où mon inaptitude au travail est actée par la faculté. Ensuite, j'investis intensément le récit de vie de mes premières années professionnelles. Ça m'amuse et me passionne. L'écriture est facile et l'inspiration fertile. Les souvenirs de mon début de carrière reviennent de plus en plus vite et précisément. Je ressens beaucoup d'excitation. Une boulimie d'écriture me prend et j'oublie la fatigue intellectuelle. Je me persuade qu'il faut profiter du retour massif de ma mémoire à long terme. Il me faut aussi profiter de mon énergie parfois très fluctuante. Mais, j'écris beaucoup plus lentement qu'avant, touche par touche, dans le désordre de ma pensée, selon mon envie et mes états d'âme. Je relis énormément. Je corrige et recorrige presque sans fin car mes fonctions cognitives ne sont pas encore revenues complètement. L'urgence d'écrire vire à l'emballement. J'essaie de freiner des quatre fers. Hélas, j'ai du mal à m'arrêter. Il y a toujours une faute, une virgule, une rectification à faire et à répercuter sur le plan... Très vite, je ressens l'anormalité de cette situation. Je freine, mais je dérape ! Allez encore un peu... Une dernière note de bas de page et j'arrête... Soudain, je me sens très fatiguée. Comment être fatiguée alors que je suis assise dans mon canapé, face à ma cheminée rougissante ? Allez encore un copier-coller et j'arrête ! ... Mes yeux ne voient plus bien mon écran. Aïe ! Que faire ?

— S'ar-rê-ter Catherine ! me sermonné-je.

J'ai de grosses difficultés à stopper mon élan vigoureux, ainsi qu'à m'extraire de ma passion d'écrire. Finalement, je mange et je dors deux heures dans mon précieux canapé/refuge. Arf ! Je me réveille encore drôlement épuisée. Je ne me sens pas bien. J'ai peur d'avoir abusé... Pourtant, c'est tellement jouissif de faire ça ! Je suis tentée de reprendre... Demain, j'en parlerai à ma psychologue de PsyPRO. Mais, le lendemain, je suis tout autant épuisée. Ma nuit de douze heures ne m'a pas reposée mais ma vision s'est normalisée. Je regrette d'avoir été trop loin, hier. La psy, elle, me félicite d'avoir stoppé. Un fossé nous sépare quant au regard que je porte sur moi et celui qu'elle, elle porte sur moi. Elle reformule positivement ce que moi j'exprime avec dépit. Nous cherchons ensemble le moyen d'arrêter plus tôt l'écriture en fonction des signes observés la veille. Je pourrais utiliser un chronomètre pour limiter le temps ou bien faire des pauses régulières.

— Écoutez votre corps... Votre cerveau est un morceau de votre corps aussi ! souligne la psy.

J'applique dans la vraie vie ses conseils nouveaux pour moi. M'écouter. Je vais rapidement un peu mieux. Je ne suis pas guérie malgré quelques signes d'amélioration. À l'avenir, il faudra que je reconnaisse et traque les signes d'emballement et que j'essaie d'arrêter RAPIDEMENT ce qui me fatigue.

Sortir progressivement du déni (décembre 2022)

La fin des 12 semaines d'HDJ arrive vite, malgré l'idée que je me faisais de la durée du programme thérapeutique au départ. L'accumulation des signes cliniques ressentis, l'œuvre du temps et mon séjour à PsyPRO ont abouti à la fin de mon déni de cette maladie. Dès lors, j'accède enfin à ce que j'attendais de toutes mes forces, c'est-à-dire, moins culpabiliser pour mes collègues, ma hiérarchie, les étudiants.... Y a-t-il un lien entre le déni de mon burn-out et la culpabilité ? En tous les cas, je progresse. Pourtant, je vois bien que des séquelles provisoires m'empêchent d'exercer mes missions de cadre de santé formatrice, comme elles m'interdisent de vivre certaines activités extra-professionnelles. Quand je ne me sentais pas légitime pour être en arrêt de travail, c'est que je ne me percevais pas malade. Quand je réalise que je suis bel et bien malade, la raison l'emporte. J'admets enfin la phrase de la psychiatre :

— J'ai l'impression que vous ne vous rendez pas compte de votre état...

Elle me le dit à deux reprises lors des consultations. Cette phrase me vexe car je l'interprète comme un reproche sur mon inconscience ou mon manque de pertinence. Maintenant, je comprends que sa phrase est vraiment à prendre au sens littéral.

— Oui, Madame la psychiatre, c'est exact... je ne me rendais pas compte de mon état !

À ma psy, je disais « oui » avec ma tête, mais je me disais « non » à moi-même, à l'inverse du cancre de Prévert. Elle avait raison.

Quant à la demande de congé de longue maladie, inutile de préciser que je ne l'avais pas envisagé du tout, malgré mes cent vingt jours d'arrêt maladie officiel ! En effet, même si j'observe une amélioration de mon état, je ne serais pas apte à reprendre mon travail d'enseignement alors que ma concentration est si limitée, que ma mémoire à court terme est défaillante et que mon énergie globale sur la journée ne dépasse pas trois ou quatre heures en cette fin d'année 2022. C'est donc vrai, le burn-out ne guérit pas rapidement comme me l'avait prédit le médecin du travail le 11 mai 2022, il y a plus de six mois. Je ne ferais pas mieux que la moyenne des autres « burn-ouatées ». Depuis que j'ai conscience d'être malade, je m'autorise à rendre mon quotidien plus confortable. Je prends ma voiture pour aller chercher du pain sans craindre de polluer mon quartier. J'utilise mon vélo pour amener les nombreux colis que j'envoie. Avant, j'y serais allée en courant ou en marchant. Aussi, je demande une place dans le métro dans les cas d'épuisement extrême, ou j'accepte volontiers celle que l'on me cède. Le déni est très long à détricoter. Quelle patience a-t-il fallu pour démêler le sac de nœuds ! Quel exploit que d'y arriver un peu !

Croisière en mer rouge (Noël 2022)

A partir de l'acceptation de mon nouvel état de santé, je me sens plus libre et plus détendue. Je suis fatiguée, certes, mais par exemple, ma douleur cervicale droite irradiant jusqu'au pouce droit s'estompe. Je reprends l'écriture avec modération. Aujourd'hui, je règle les formalités administratives de mon arrêt de travail sur le site internet de l'organisme de prévoyance[74] qui me paiera, dès lors, l'autre moitié de mon salaire. Une publicité du CGOS vantant les réductions sur une croisière en mer rouge arrive sur mon écran. J'ai le voyage facile. Toujours. L'idée de partir surgit comme un fol espoir. Tout comme la montagne et la campagne, la mer m'apaise à nulle autre pareille. Naviguer me procure un sentiment de liberté très exaltant. Dans mon état, pourrai-je assumer le voyage ? Serai-je capable de tirer mon bagage ? Malgré l'organisation rigoureuse du voyagiste, serai-je en mesure d'atteindre le bateau à Hurghada ? Mille questions se bousculent déjà. Commençons par MA priorité : l'HDJ. De la psychiatre, la psychologue, l'infirmière en passant par l'art-thérapeute, toutes m'encouragent à « rater » deux demi-journées d'HDJ au profit d'une croisière. D'ailleurs, l'HDJ ferme entre Noël et Nouvel An. Mon fils et son père prétendent que, seuls pour Noel, ils réveilleront ensemble. Ma mère comprend l'intérêt de me reposer encore. Seul mon chat ne dit rien... mais sera gardé par mes voisins. Les étoiles sont, de nouveau, bien alignées. Je réserve la

[74] *CGOS : Comité de Gestion des Œuvres Hospitalières.*

croisière de Noël en Égypte, Israël et Jordanie. La seule réservation me fait un bien fou. Je reprends vie... tout en vérifiant et revérifiant toutes mes démarches, au cas où mon cerveau malade ne se trompe. Faire ma valise est un second bonheur. Ce moment dure plus longtemps que d'habitude en raison de mes oublis, hésitations et confusions. D'ailleurs, je me trompe de valise. Oups ! J'avais oublié l'achat d'une nouvelle valise à coque rigide, il y a deux ans. Autre exemple d'oubli : je prends mon nouveau maillot de bain, mais j'oublie les bretelles. Arf ! Je ne suis pas arrivée à Hurghada....

Le voyage jusqu'à l'aéroport de Roissy se passe correctement, bien que je me trompe de wagon, car je n'ai pas bien mémorisé l'endroit du quai où il convient d'attendre le train. Je suis hyper-vigilante à tout pour ne pas oublier quelque chose qui compromettrait mon voyage. Dans l'avion, je me détends et me laisse planer. Nous montons à bord de *La belle de l'Adriatique* tard dans la nuit, après de multiples contrôles et fouilles au corps. Je suis anéantie de fatigue et m'endors comme une masse jusqu'à 9h. Je mettrais deux jours à me remettre de ce trajet en faisant une sieste matinale, et aussi postprandiale... mais, le tout sur le pont soleil, les doigts de pieds en éventail ! La mer, le vent, la chaleur des rayons me liquéfient de bonheur ! Cette croisière est une bonne idée. Je me repose vraiment sur ce bateau très confortable. Je suis prise en charge. Je ne m'occupe de rien. Pas de ménage, pas de cuisine, pas de courses. Et surtout, peu de contraintes. Je rencontre des personnes plutôt âgées qui, tout comme moi, apprécient le peu d'effort à faire sur un petit bateau de croisière. La moyenne d'âge, ici, est d'environ quatre-vingts ans, ce qui correspond à mon âge ressenti en ce moment. Je profite donc de chaque instant de repos et j'écoute ce que dit mon corps via mes ressentis et émotions du moment. Plus le temps passe, et plus je récupère. C'est la première fois que le repos semble aboutir à une petite récupération. Je n'ai acheté que les deux excursions dont j'avais vraiment envie : Le Caire et Petra. J'ai bien fait.

Bilan : au dixième jour, je peux affirmer m'être sentie exténuée seulement deux ou trois soirs, et aussi, une autre fois, lors de l'excursion au Caire.

En effet, les pyramides de Gizeh ont eu raison de ma vitalité retrouvée. Le guide est soporifique. Plus tard, au milieu de la visite du musée égyptien du Caire, je décide de sortir car une chape de fatigue s'abat sur moi. Personne ne m'oblige à écouter un spécialiste de l'histoire antique qui, en revanche, ne l'est pas de la communication pédagogique. Je passe entre les momies et leurs sarcophages pour m'assoir au soleil sur les escaliers de la sortie. Quelques minutes plus tard, nous sommes deux croisiéristes à draguer gentiment le serveur d'un bar ensoleillé pour qu'il nous serve un Coca Light® frais. Cette journée de onze heures de route et de cinq heures de visite a été trop longue pour moi. Pourtant, certains de mes compatriotes nonagénaires ont tenu le choc.

À Petra, j'organise des compétitions imaginaires avec les croisiéristes âgés afin de mesurer mes progrès. Je constate avec plaisir avoir pris de vitesse les nonagénaires sur les neuf kilomètres de dénivelé modéré, entre le bus et le sikh de Petra, en Jordanie. Cinquante minutes, montre en main ! Yeeesss ! Il y a du mieux. En revanche, j'échoue lamentablement à la course du plus grand nombre de cocktails avalés sur le bateau !

J'organise aussi une compétition secrète de propos stupides. J'espère que je vais la perdre car j'observe des attitudes de champion du monde autour de moi. Par exemple, j'entends une passagère de quatre-vingts ans, trempant dans le jacuzzi, qui dit à un fringant passager de quatre-vingt-douze ans :

— J'aimerais tellement faire du monokini... Mais, depuis que le Coran nous interdit de nous dévêtir, c'est impossible ! Ça date des années 80... Et je sais de quoi je parle !

— Ah bon ! intervins-je depuis mon transat. Moi qui croyais que c'était une mode devenue *has been* dans les années 85 sans que le Coran n'intervienne !

— Vous croyez ce que vous voulez. Je respecte votre avis, respectez le mien !

— Ce que vous dites est faux ! Ce n'est pas un avis, c'est juste faux ce que vous affirmez là !

Tatie Danielle est sortie du jacuzzi en vociférant de sorte que son amie vint lui prier de baisser d'un ton. Moi, j'eus d'abord une pensée pour Marine Le Pen, et tout de suite après, pour ma psychologue. Ai-je bien fait d'intervenir depuis mon lit de soleil pour défendre la veuve et l'orphelin ? Dois-je toujours me positionner comme une justicière ? L'injustice me fait sortir de mes gonds. Est-ce bon pour moi de réagir au quart de tour face à des propos racistes ? Ou, au contraire, « laisser dire » est-il plus bienveillant pour moi-même ? Quid alors du risque de propagation de ces idées nauséabondes ? J'aimerais bien que cette question soit mise en débat à mon retour en HDJ. J'ai besoin de l'avis du groupe et des thérapeutes. D'autre part, un voile terne et gris semble ternir ces moments féériques. J'aimerai explorer et comprendre ce sentiment de ne pas profiter davantage en thérapie.

Sur le bateau, je me suis lâchée. J'ai détaché mes chaines de contraintes alimentaires. Une petite voix me susurre que j'ai fait fausse route en (ré)adoptant un comportement bien connu, à type de boulimies et d'excès alimentaires. À bord, la chère est bonne. Les repas sont quasi-gastronomiques et les boissons sont en libre-service. Je sais d'expérience que les « all inclusives » et autre « open-bar », ne sont pas un bon plan au regard de mes antécédents d'hyperphagie et de boulimie. Je me souviens de l'expression de mon psychologue de l'époque au CSAPA[75] quand il observait ma façon d'attendre son « accord » pour réaliser certaines de mes crises de boulimie :

— On dirait que vous avez toujours besoin de la bénédiction d'une autorité pour vous laisser aller, m'avait-il dit un jour.

Je comprends mieux aujourd'hui... et c'est bien vrai ! A bord, les bénédictions et feux verts des autorités sont officiellement donnés par les capitaines, commissaire de bord et tous les autres passagers ! La fête du slip peut commencer ! Et elle a commencé... sans pour autant que j'en profite vraiment. En effet, ces ex-comportements « automatiques » me rendent inconfortable car ils sont peu cohérents avec ma recherche d'authenticité. Comme si se profilait une dysharmonie entre mes émotions, mes comportements boulimiques et mes vrais besoins alimentaires. Ces comportements addictifs ne me font pas de bien de façon générale, mais je sens que je ne réagis plus de la même façon face à ces craquages. Ils m'irritent et m'empêchent de profiter pleinement de ces belles vacances en les polluant de leurs vapeurs artificielles et factices. Censés me faire « profiter » de la vie, ils agissent plutôt à l'inverse, comme de faux amis. Je ne profite pas, je compulse ! Dès lors, je décide de m'en défaire pour l'année 2023.

---

[75] *Structure ayant pour mission d'assurer les actions de prévention et de soins aux personnes atteintes d'addiction à des produits (drogues, alcool) ou des comportements (jeux, sexe, troubles alimentaires...).*

Déjà, le départ approche. Aussi, je me demande si l'angoisse m'étreindra au retour en France, tout comme à mon retour de Saujon, ou à celui d'Alsace. Au final, la grippe m'anéantira momentanément à mon retour, juste pour le réveillon du Nouvel An 22/23. Je passe, une nouvelle fois, cette fête de fin d'année avec mon chat, devenu unique, et mes amis... sur Skype ! La douleur dans le bras droit est revenue, identique. Mais, après guérison du syndrome grippal, je bénéficie de deux jours consécutifs d'énergie ! Quel cadeau furtif, mais encourageant !

Tout est dit pour 2022. De retour à PsyPRO, nous actons le passage à 12 nouvelles semaines d'HDJ en phase dite de « Réengagement/reconstruction ». Par ailleurs, je commence le *dry january* avec mon chat ! 2023, année de l'exploit ?

Chapitre 11

2023, année de l'exploit ?

Fais du bien à un baudet et il te pète au nez[76]

Les relations avec ma mère s'étaient améliorées. J'avais apprécié qu'elle comprenne mon besoin d'évasion et de repos, se privant de ma présence pour Noël. Elle est redevenue plus douce et compréhensive. Mais, j'observe chez elle un déclin cognitif depuis plusieurs années. Il se majore ces derniers temps. Ce vendredi 13 janvier, elle me téléphone car elle « s'embrouille » avec son nouvel agenda. Elle me demande :

— On est bien mercredi ?

Elle m'affirme ne pas avoir dormi de la nuit à cause d'une erreur de date qu'elle aurait faite. A cause de cette erreur, elle craint avoir raté l'enterrement de Mme C. prévu le mardi 17.

— Non maman, on est vendredi 13. Le jour où il faut acheter un billet de Loto. Donc, tu n'as pas loupé l'enterrement de Mme C. !

Je la rassure en disant que le changement de marque de son agenda a dû la tromper. En effet, je ne lui ai pas donné l'agenda habituel que j'obtiens au boulot car je suis en arrêt de travail. Pourtant, je lui en promets un, identique à celui de l'année dernière. Avec l'aide de mes collègues, je remue ciel et terre pour le lui trouver. Je reste inquiète de cette désorientation temporelle assez nette. Beaucoup de rendez-vous sont manqués, avancés ou oubliés depuis un certain temps. Je lui demande donc d'appeler son gériatre dans la semaine pour une consultation de suivi. Quelques

---

[76] *Proverbe français qui illustre l'ingratitude.*

jours plus tard, elle me sollicite pour aller demander une procuration sur son compte en banque. Je trouve l'initiative pertinente. Elle a bien pris un rendez-vous à la banque, mais elle ne sait plus s'il s'agit du lundi 16 janvier ou du vendredi 20 janvier prochain. Dans le doute, je vais vérifier à la banque : il s'agit du vendredi 4 février ! Ces confusions à répétition me troublent. Le lendemain, je pars lui rendre visite, avec sous le bras, l'agenda de la marque habituelle. Tout de suite, juste au son de sa voix, je sais qu'elle va être agressive verbalement. En mode *la meilleure défense est l'attaque*, elle me reproche de ne pas être à l'heure. Bien sûr, elle s'est encore trompée d'heure. Je lui rappelle son erreur de date à la banque en lui donnant l'agenda tout neuf. Pas de merci, mais plutôt ce scud :

— Tu me prends pour une folle ou quoi ? C'est toi qui perds la tête ma pauvre fille !

Elle me lance dédaigneusement l'agenda. Je lui demande alors de me le redonner plus gentiment. Je ne comprends pas son agressivité, je la subis. Pourtant, aidée par nos partages en thérapie, je lui promets de partir si elle continue de me parler sur ce ton-là. J'essaie de plaider « non coupable » en lui rappelant la réalité :

— Je n'y suis pour rien si tu oublies des trucs et si tu te trompes dans les jours !

Elle me rétorque alors :

— Toi aussi, tu oublies des trucs ! faisant référence à mon burn-out.

— Oui… mais moi, je me soigne !

Après avoir dénigré les soins dont je bénéficie par un discret rictus de dégoût, elle ironise :

— Ah bah, tu parles !...

— Si tu continues à élever la voix et à mal me parler, je vais partir maman.

— Je vais te dire un truc : tu es une idiote...

Cette fois, je ne la laisse pas finir sa phrase et me lève aussi sec.

En refermant la porte de l'ascenseur, j'ai l'impression de laisser derrière moi les vieilles humiliations d'antan. Elles se remarquent d'autant plus distinctement aujourd'hui que les propos de ma mère sont devenus confus. Je me sens inconfortable mais fière de l'avoir empêché de m'insulter. Comme pour la Toussaint... Sur le chemin du retour, je passe au secrétariat du gériatre pour demander une consultation en urgence. Le prochain rendez-vous est impossible avant septembre 2023. Je pressens l'urgence et demande à la secrétaire l'avis du gériatre. Elle me promet de me rappeler dans les jours qui viennent. Nous aurons finalement rendez-vous deux semaines plus tard : le 1er février 2023 à 16h. Merci docteur !

Après une consultation minutieuse et un nouveau test MMS[77] en baisse, le gériatre conclut à des troubles du sommeil importants sur fond d'anxio-dépression et de deuil pathologique. Il la rassure en lui disant qu'elle n'a pas la maladie d'Alzheimer, mais plutôt des troubles d'origine vasculaire. Ce n'est pas forcément mieux à mon sens mais ça la rassure. Il lui propose un somnifère et un antidépresseur. Les prendra-t-elle ou continuera-t-elle à ingurgiter de la passiflore, de la tisane ou des granules d'homéopathie devenus insuffisants au regard de ses réveils nocturnes répétés ? Bienvenue au club ! Ironie du sort...

---

77 Le Mini-Mental State (MMS), publié par Folstein dans les années 70, est le test le plus utilisé pour dépister les troubles cognitifs chez les personnes susceptibles d'être atteintes de démence ou de la maladie d'Alzheimer. Le MMS est accessible en 15 minutes. Un score inférieur à 24 ou 26 (selon le niveau socioculturel) sur 30 incite à poursuivre les tests de façon plus approfondie sans forcément signifier qu'il existe une démence.

Je rentre chez moi épuisée par cette longue journée d'HDJ le matin et de consultation gériatrique l'après-midi. Toutefois, je suis momentanément rassurée par le diagnostic du gériatre. Au fil de la soirée, un poids sur mon thorax m'opprime. Je prends un demi Xanax®... puis un autre dans la nuit.

Se libérer des *Il faut, on doit*

Une nouvelle expérience de vie va devenir l'objet d'une occasion de comprendre la place du regard des autres sur mon comportement. Le sujet concerne cette vieille angoisse, surgissant dès lors que le regard des autres sur moi pourrait être négatif.

Un dimanche de fin janvier 2023, ma mère m'annonce qu'elle va faire une braderie en tant qu'exposante, dans le village voisin. Lequel ? ... Elle ne se souvient plus. Aïe ! Ses deux voisines prendront une place et l'accompagneront pour vendre ses nombreux foulards et ses bijoux « fantaisie » accumulés depuis longtemps. L'entreprise me semble imprudente, au vu de ses troubles cognitifs récents ; mais je ne me sens pas le cœur d'émettre une quelconque réserve. Devant son déni de sa désorientation temporo-spatiale, je postule qu'elle doit se rendre compte elle-même de ses limites, sans que j'y sois mêlée. Mais, je sais aussi que le déni de ses troubles n'est pas forcément la seule raison de la non-conscience de sa situation. En effet, l'anosognosie[78] être un signe présent dans certaines démences.

---

[78] *L'anosognosie est un trouble neuropsychologique qui fait qu'un patient atteint d'une maladie ou d'un handicap ne semble pas avoir conscience de sa condition. À l'inverse du déni, qui est un mécanisme de défense psychologique « normal », cette méconnaissance par l'individu de sa maladie est pathologique et peut refléter une atteinte*

Je pressens qu'elle se fera porter pâle pour ce projet. Laissons faire... Le dimanche matin, elle me téléphone et m'annonce qu'elle n'a pas rejoint ses voisines à la brocante pour cause d'indigestion. Elle va mieux mais me demande de venir la voir. Je lui signifie que je viendrai un autre jour. Moi, j'irai, comme prévu, à « sa » brocante couverte avec son petit-fils. Là-bas, j'y apprends que les cartons ont été chargés dans la voiture de ma mère par les voisines brocanteuses. Elles m'avouent avoir remarqué des changements comportementaux, un épuisement et une certaine confusion passagère qu'elles attribuent à son deuil. L'une d'elles me confie qu'elle affirme autour d'elle :

— Ma fille me harcèle !

C'est fort de café ça ! Elle me reproche, à moi, de ne pas m'occuper d'elle et de ne pas assez lui téléphoner. Pourtant, je le fais... même si ce n'est pas toujours avec envie. *Fais du bien à un baudet, et il te pète au nez* ! conclus-je une nouvelle fois. La voisine me recommande d'aller décharger sa voiture dans l'après-midi. Je débats longuement avec mon fils de ce qui est le mieux pour moi, puis pour elle. Arf ! La culpabilité de ne pas « obéir » à la voisine, puis de repousser la visite dominicale m'accable. Mais, je résiste, soutenue par mon fils, semblant plus conscient que moi de ce qui se joue.

— Elle ne t'a rien demandé pour l'instant, relativise-t-il quant à l'urgence de l'aider.

C'est vrai... Et pourtant, j'ai l'impression qu'une demande invisible a été faite. *Il faut, on doit*. Non-dit mais entendu quand même ? Réflexe ? Automatisme ?

---

de certaines aires cérébrales. L'anosognosie des troubles comportementaux se traduit par une incapacité à reconnaître la perception des émotions et des comportements (irritabilité, désinhibition, apathie) en justifiant leurs comportements comme la conséquence de la conduite d'autrui.

Interprétation abusive ? Me sentant pleine d'énergie le lundi, je décide de lui proposer d'aller décharger sa voiture. Je ramènerai les cartons chez moi et m'en débarrasserai, soit à la déchèterie, soit au *Relais*, soit aux *Resto du cœur*. Avant, j'aimerais quand même vérifier ce qu'elle envisageait de vendre. Je m'impose là un gros travail de tri, mais j'ai envie de le faire. Grand bien m'en a pris, car dans les cartons, je découvre des pulls peluchés, des boucles d'oreille en plastique défraichies, des vis en céramique d'antan, des médailles religieuses réunies sur une épingle à nourrice que je soupçonne avoir servie à tenir mes langes, des boites à biscuits rouillées... Mais il y a tout de même, un pendentif or/grenats, quelques foulards Hermès, des bijoux signés de grands couturiers et un collier de perles offert par moi ! Les a-t-elle mis sur le même plan de grandeur ? En a-t-elle conscientisé la valeur ? En effet, tous ces objets hétéroclites ont failli être vendus un euro/pièce ou jetés dans les bacs de la déchèterie. Quatre-vingt-quatre ans de foulards et de bijoux seront marchandés par moi sur une célèbre plateforme de vente d'objets de seconde main. Ces ventes nous ont ramené des sommes rondelettes transformés en dons, mais surtout, ont été l'occasion de vivre des expériences emblématiques, riches en apprentissage pour moi.

Bijoux/foulards (Fév. 2023)

Devant l'ampleur de la tâche, je me sens me (re)transformer imperceptiblement en Catherine Machine De Guerre » ou CMDG. D'abord, trier pour le *Relais*, les *Restos*, la revente ou la déchetterie. Mettre les uns dans la voiture, les autres dans la lingerie. Ce qui est vendable DOIT être lavé. Il FAUT laver à la main la soie des foulards Hermès. Je lance une machine avec les foulards en polyester pendant que les bijoux trempent dans du Mir® pur. Je brosse chacun d'entre eux, les rince et les sèche. Je vérifie à la loupe si des signatures ne se cachent pas sous l'oxydation des métaux. BINGO ! *Yves Saint Laurent* pour une vieille broche Vintage, *Camille&Jeanne* pour une paire de clips, *Dolce Vita* pour un collier, des sautoirs en Lapis Lazuli... Je prends le temps de vérifier sur Internet la valeur de chacun de ces trésors insoupçonnables, humblement stockés dans des boîtes à biscuits d'un autre âge. Je me sens excitée comme un chercheur d'or au milieu d'un filon aurifère. Je découvre qu'il existe aussi un véritable marché international pour les bijoux Vintage. A Paris, au Luxembourg et au Portugal. Quelle surprise ! Le lavage des foulards est fini. Les bijoux ont pris un bon bain et tout est rangé. Moi, dans l'aventure exaltante de ces découvertes, je ne vois même pas qu'il est une heure du matin. Je ne vois plus non plus l'écran de mon téléphone, consultant sans fin les sites de bijoux « vintage ». Je ressens un malaise indéfinissable, ressemblant à celui du 10 mai à 10 heures !

OUPS...

Je sens le danger arriver. Pourtant, je dois me faire violence pour stopper mon élan vers l'activité. J'ai du mal à renoncer à agir, à chercher, à penser, malgré des symptômes inquiétants. Finalement, je dois m'arracher de force à mes cyber-recherches et aller me coucher. Catherine, machine de guerre, sombre brutalement dans un sommeil agité, rêvant de caverne d'Ali Baba, de grands couturiers et de torrents de pierres précieuses.

Mon énergie revient et, avec elle, ma redoutable efficacité aussi... tant mieux ! Mais, le lendemain, elle est repartie comme elle était (re)venue. Je peine à me lever, douloureuse, ébrieuse et lasse. Ma psychiatre semble satisfaite de mon regain d'énergie mais je la sens un poil inquiète. Moi aussi... car je me rends bien compte que je ne parviens pas à stopper mon énergie bouillonnante. Pourquoi agir avec tant de fébrilité et d'acharnement ? Je m'acharne dans une ornière boueuse mais invisible. Ce comportement ressemble bien à un réflexe, c'est-à-dire, une réaction démunie de toute réflexion. Oserais-je conclure qu'agir avec excès (re)met le feu à l'intérieur ? Où est l'extincteur ? Et comment le faire fonctionner ? Ou, autre hypothèse : serait-ce mon feu intérieur, ma passion, mon engagement de forcenée qui embrassent mes actions ? Elles s'emballent compulsivement comme un cheval au galop piqué par un éperon mystérieux ? Que représente pour moi l'action pour m'y jeter corps et âme, m'y perdre, m'y bruler les ailes presque automatiquement ? Le même phénomène lié à l'écriture de cet ouvrage m'avait marqué au point de le raconter dans le chapitre précédent : *Écrire, ça sent le brulé non ?*

Par conséquent, tout est-il susceptible de sentir le brûlé dans ma vie ?

Chapitre 12

Bilan de printemps 2023

L'heure de faire une synthèse pour prendre du recul est venue avec le renouveau de la nature... et les rendez-vous de synthèse avec les psychiatres. Depuis quelque temps, je ne l'appelle plus « BURN-OUT » mais « ÉPUISEMENT PROFESSIONNEL ». Pourquoi ? Brûler c'est triste, c'est définitif. Ce changement de terminologie fait suite à mon séjour printanier à Banyuls/Cerbère. Les stigmates du grand incendie de l'été 2022 sont époustouflantes à regarder. Quel gâchis ! Quel désastre ! Pourtant, à y regarder de plus près, les vignes proches sont encore vertes et dans la terre brûlée repoussent quelques herbes. Il faut juste y regarder de plus près, bien regarder les détails, ne pas globaliser, ne pas sombrer dans le manque de nuances. De plus, le mot a subi un glissement sémantique dans notre société à l'image de bien d'autres. « Burn-out » est devenu un anglicisme-valise qui signifie « En avoir plein les bottes au boulot ». Un peu comme le mot « schizophrénie » ou « SCHIZO » est utilisé par la jeune génération pour dire : « T'es fou ! ». Non, au printemps 2023, je me sens une épuisée professionnelle qui, à force de repos, de soins, de surveillance et de bienveillance, réussit à récupérer peu à peu. L'évolution de mon épuisement professionnel depuis l'automne 2022 peut se résumer en trois points.

Plus de jours meilleurs

Pour moi, les « jours meilleurs » sont les jours où je ressens viscéralement l'élan vital. Dans le meilleur des cas, les forces l'accompagnent... ou pas... ou un peu. C'est déjà très appréciable. L'espoir d'une amélioration entre dans ma vie comme les rayons du soleil capricieux d'avril. J'entrevois alors le bout du tunnel de la guérison. Que ça fait du bien... Du coup, j'en profite pour sauter sur cette éclaircie. Je cours, je vole... mais pas trop ! J'ai compris maintenant. Ces jours meilleurs sont comme des morceaux de chocolat dégustés après un régime amincissant trop restrictif : je les déguste lentement.

Quand je sens la fatigue, le plus souvent, je m'arrête. À ce jour, quand je ne le sens pas, je ne le fais pas. Et là aussi, je me sens mieux, plus juste et plus sereine. Mais, dans la vraie vie, tout ne peut pas être stoppé ou reporté aussi facilement comme les randonnées, la lecture, les réseaux sociaux, le ménage, le jardinage... Je commence à les connaître. Quand je sors ma tondeuse, je sais que la tonte sera peut-être stoppée pour cause de fatigue. Le jardin de devant ET le jardin de derrière seront tondus un jour après l'autre, séparément, progressivement ; et non pas comme la logique comptable qui voudrait tondre l'ensemble... en profitant d'avoir sorti la tondeuse. Non. Ce sera la logique du *aujourd'hui peut-être ou alors demain*, ramené à mon gazon. Pour les randonnées, il faut bien évaluer l'effort. Je fais confiance aux animateurs de mon club connaissant la diminution de mon endurance. En effet, même épuisée, il faut rentrer chez soi. Donc méfiance... Les trois exemples emblématiques qui suivront illustrent les conséquences factuelles du respect de mon énergie disponible.

Au début de ce printemps 2023, mon fils fête ses trente-cinq ans. Je sais qu'il ne souhaite jamais célébrer son anniversaire. Moi, j'ai tellement envie de fêter mon accouchement que j'amène la discussion sur une possible invitation familiale. Hélas, je ne reçois plus, comme je l'ai déjà expliqué plus avant. Le caractère aléatoire de mon épuisement, ma mémoire et ma concentration encore vacillante m'empêchent de faire des projets comme celui-là. Mon fils le sait. Il voit, il écoute, il sent lui ! Il me propose alors d'organiser le repas chez moi, si et seulement si, il s'occupe de tout. J'accepte soulagée et décomplexée. Nous passerons une belle journée, sa grand-mère maternelle, son père et moi, reine de Saba[79] d'un jour. Déléguer ce genre de festivités est très nouveau pour moi. Comme je me sens bien, comme je suis soulagée du poids des convenances, ce jour-là. Merci à lui pour ce cadeau d'anniversaire !

Le surlendemain, après une demi-journée de PsyPRO, je tente de prolonger la journée en centre-ville. Dès lors, j'ai pris l'habitude d'évaluer si l'effort est compatible avec mon état du jour. Je prévois d'aller voir le biopic du réalisateur Steven Spielberg : *Fabelsman.* J'ai promis juré à la psychiatre que je rentrerai tout de suite après ! Quel beau film sophistiqué et sensible ! Une vague de ravissement me remplit de satisfaction. Quel talent pour réussir à produire de l'émotion par l'image ! Sur un petit nuage, je rejoins la gare, savourant ce petit bonheur cinématographique. Un nuage sur rail me ramène chez moi. Je compte en faire l'éloge à Patricia lors de notre journée filles le lundi suivant. En effet, lors d'une journée passée à nager, se faire masser, huiler et se régaler dans un palace de la région, nous aurons du temps... et du bon temps ! Le rendez-vous était prévu de longue date. Éprouvée l'une et l'autre pour des raisons différentes, j'avais trouvé adapté d'organiser une journée de princesse pour nous deux. Non seulement, nous le valons bien, mais ce moment était approprié à nos situations. J'ai envie de prendre soin de cette ex-collègue qui a pris en compte ma détresse avec bienveillance à la sortie de l'église au mois d'août quand mon cœur explosait de rage, de chagrin et de

[79] *Dixit la grand-mère maternelle.*

solitude. Cette longue journée de princesse a été un jour sans épuisement et sans inconfort, probablement car il était juste et approprié.

Au printemps 2023, après ces trois jours d'activités choisies pour l'envie qu'elles suscitaient en moi, je me sens parfaitement bien ! Alléluia !!!! Ça marche ! Sont-ce les activités réconfortantes qui me font aller mieux, ou bien, mon énergie qui me permet de faire des activités réconfortantes ? Est-ce bien raisonnable dans la vie quotidienne et professionnelle de miser sur la cohérence émotionnelle ? Je commence à le découvrir et à m'en réjouir.

Moins de mauvais jours

Si je constate que « ça marche » d'être cohérente avec son état intérieur, le contraire est vérifié aussi. Les « mauvais jours » se caractérisent, pour moi, par des mouvements difficiles, une pensée volatile, et une concentration limitée. Quand je suis fatiguée et que je ne m'arrête pas d'agir, je me fatigue encore plus. Je m'épuise invariablement, plus ou moins rapidement, mais parfois de façon pérenne. Se forcer revient à se fabriquer un mauvais moment de la journée, ou un mauvais jour entier, voire plus. En effet, la récupération n'est pas toujours au rendez-vous. Les diverses raisons qui me poussent à aller au-delà de ma fatigue, ou d'abuser de mes forces, sont nombreuses. Un jour, ce sont les convenances sociales et familiales qui m'obligent ; un autre jour, ce sont les contraintes administratives pour constituer de démarches concernant mon arrêt-maladie. Un autre jour encore, c'est de téléphoner au service des traitements pour savoir pourquoi la fiche de paie de mars 2023 a été amputée des trois quarts de mon salaire. Un « trop-perçu » invisible en serait à l'origine. Des explications fumeuses de deux pages me remplissent alors d'une impuissance désespérée face au mur de l'administration, inconsciente du drame humain qui pourrait se jouer derrière ces « erreurs ». Les injonctions, les contrariétés et les contraintes de tout poil ne manquent pas. Pourtant, de plus en plus, les mauvais jours s'espacent ; il y en a encore pourtant. Ils sont décevants et me plombent. Comme affiché dans le hall d'entrée de PsyPRO, il y a cette phrase prédictive : *Ne pas laisser une mauvaise journée te faire croire que tu n'as pas progressé.*

L'épuisement, mon meilleur ennemi

En synthèse, bons ou moins bons, les jours se succèdent avec en arrière-plan, mon meilleur ennemi : l'épuisement. La fatigue est inconfortable. L'épuisement, lui, est la version extrême de la fatigue. Il est plus qu'inconfortable, car il s'avère être un vrai handicap transitoire. Certes, aller au cinéma (et m'y endormir) et faire un peu de shopping en plus de l'HDJ du matin, c'est trop pour moi. Ce jour-là, en attendant l'heure du train, j'en profite pour acheter trois kilos d'excellentes oranges (en promotion). Soudain, me rendant à la gare avec mon chargement, la fatigue m'accable d'un coup. Après elle, l'épuisement arrive m'empêchant de rejoindre mon train à 500 mètres de chez le primeur. La chape d'épuisement qui s'abat sur moi me contraint à m'engouffrer, avec mes oranges, dans un taxi passant par là. Malgré tout, l'épuisement reste un ami. Il m'avertit comme un phare avertit les marins du danger des rochers immergés. Heureusement qu'il est là ! Quand on le voit de loin, c'est que tout va bien. Quand on le voit de trop près, c'est le naufrage assuré ! Dans cet exemple, il aurait fallu m'arrêter à la fatigue pour ne pas sombrer, corps et âme, dans l'épuisement. Après analyse, ce jour-là, boostée par l'énergie retrouvée, j'ai multiplié les activités ne me doutant pas que les trois kilos d'oranges supplémentaires auraient ma peau !

L'écriture de ce bilan de printemps est motivée par un prochain rendez-vous à PsyPRO avec ma psychiatre fin avril 2023. Je lui synthétiserai le bilan établi ci-avant. J'aimerai aussi que nous échangions concernant les axes permettant de remettre une nouvelle fois l'ouvrage sur le métier pour consolider mes transformations. Je vois un axe prioritaire : **vivre au présent, non pas de l'indicatif, mais de l'indicateur émotif.** En pratique, pour mon cas personnel, signifie : se maintenir dans l'instant présent... et y rester le plus possible.

J'envisage donc de :

- Limiter les « plans » dans l'avenir
- Apprendre à reporter volontairement les projets s'ils s'avèrent trop ambitieux pour mon état

Nous conclurons la consultation probablement sur la perspective du passage la phase du réengagement d'avril à juin 2023.

Chapitre 13

Vivre au présent de l'indicateur émotif

Se maintenir en mode : « ici et maintenant »

Dans une seule journée, depuis quelque mois, plusieurs cas de figure sont possibles concernant mon état :

- Soit, je me réveille fatiguée et la situation reste identique toute la journée. C'est ce que j'appelle être en « mode canapé » ou en « mode grosse larve », ou encore « les mauvais jours ». Alors, je me traine, limitant mon activité au strict nécessaire. Me « secouer » ou me mettre « un coup de pied au c… » aggrave dangereusement mon état. Il faut alors que je lâche prise... le plus souvent dans *Morphlée* qui s'affaisse de mois en mois.
- Soit, je me réveille fourmillante d'idées, pleine d'élan. Là, j'essaye d'être hyper-vigilante à une éventuelle fatigue, avant qu'elle ne se transforme en épuisement global. Je qualifie l'épuisement de « global », car il contamine tous les domaines de ma vie (physique, cognitif et émotionnel).
- Soit, différentes nuances de gris m'affectent. Comme la météo bretonne, la fatigue s'envole à la faveur d'un rayon de soleil ou d'un projet, même modeste. Elle est instable.

Pour toutes ces raisons, j'essaie de rester dans le présent, vigilante à tout changement d'état intérieur, adaptant mon activité en fonction. Ce comportement, visant à me préserver, est le résultat d'un réel apprentissage car il ne va pas de soi. Il a été progressif comme on apprend la lecture : d'abord les livres aux lettres cursives, ensuite les histoires courtes en script, et enfin les lectures plus complexes. Modifier certains comportements est un vrai travail au quotidien. D'ailleurs, s'interroger sur la charge mentale de ces changements comportementaux, ainsi que sur l'hypervigilance nécessaire pour maintenir le cap, n'est pas vain.

Traquer les habitudes apprises, devenues des automatismes au fil du temps, est énergivore également : *On ne se ressert pas deux fois du fromage* ou *Un chapeau sans gants est une faute de goût.* Les exemples sont nombreux dans la sphère sociétale. Ce sont des injonctions inventées autrefois, mais elles opèrent encore. Dans le domaine personnel, elles sont également très présentes. Par exemple, quand nous allons sur la tombe de mon père, nous visitons toujours la famille, voire les amis. Ce schéma est reproduit à l'infini sans que nul ne l'interroge. Mon burn-out et moi le remettons en question comme à la Toussaint 2022. Nous avons vu que ce n'est pas simple, ni facile. Cet apprentissage-là a été très progressif. Il a nécessité pour moi une réelle conscientisation des routines familiales, devenues impossibles à assumer faute d'énergie. Reste à envisager la même chose au travail, quand j'en serai capable. Quand en serai-je capable ?

Je fais souvent, presque à mon insu, un projet car *c'est l'occasion qui fait le larron.* Dorénavant, je me méfie des plans réfléchis de façon intellectuelle. Par exemple, comme je suis près de chez mon primeur, qui lui, est à côté de la gare, j'achète un poids important d'oranges, car elles sont délicieuses ET en promotion. N'est-ce pas l'inverse d'être congruente avec ses besoins et envies ? Je constate aussi qu'il me faut souvent une autorisation extérieure à moi, une espèce de permission, pour vivre les choses comme j'en ai envie. Mon envie DOIT généralement être consolidée par une ou plusieurs opportunités. Par exemple, j'ai envie de marcher dans la nature ; il fait soleil, j'en profite pour préparer mon sac de randonnée. L'opportunité d'achats alimentaires soldés ou à prix réduits stimule mon achat car mes envies alimentaires restent peu affirmées le plus souvent. Donc, il semblerait que *faire d'une pierre, deux coups* soit un réflexe opposé à l'objectif fixé au début de ce chapitre : vivre au présent, non pas de l'indicatif, mais de l'indicateur émotif. J'y travaillerai sur le long terme… mais en fonction de mes envies !

Limiter les « plans » A, B, C dans l'avenir

Faire d'une pierre, deux coups revient à se projeter imperceptiblement dans le futur. Il faut bien avouer que calculer telle ou telle action en fonction des opportunités du moment est très pratique, voire, plutôt intelligent. J'optimise le temps avec habileté. Nous venons de voir, en revanche, que l'opportunisme peut dicter des comportements car il est influencé par l'environnement, et non par son état intérieur. Faisons la part des choses du point de vue d'une burn-ouatée.

Avantages des plans et de l'anticipation

Le bon sens commun nous apprend que « ce qui est fait n'est plus à faire ». La gestion du temps et des aléas s'en trouvent maximisée. Nous voilà soulagés d'une contrainte encombrant notre mémoire à court terme. *Voilà ! ça s'est fait !* sous-entendu : *Voilà un problème de moins !* En plus d'être tranquillisés, nous sommes fiers de notre efficacité personnelle[80]. Pourquoi s'en priver alors ?

Inconvénients des plans et de l'anticipation

Dans le cas d'un burn-out et de sa prévention, la planification des actions oblige implicitement à tenir ses propres plans, et donc à respecter les *to do lists* établies

[80] *Sentiment d'efficacité personnelle de Bandura, voir page 128.*

par avance. Nous avons vu que les personnalités engagées et loyales sont attachées à ne pas faillir. Dans ce cas, plus de radars météo, plus « d'ici et maintenant », plus d'intuition perceptive, plus de phare pour éviter d'échouer sur les cailloux ! Le présent de l'indicateur émotif est vite oublié au profit du plan A ou B, souvent très malins ! Beaucoup d'exemples peuvent être pris dans la vie courante. Pour ma part, je prendrai celui de ma perspective de retravailler en mi-temps thérapeutique à la mi-août 2023. Est-ce un plan sur la comète ou une perspective repère ? Reprendre le travail progressivement, avant la rentrée scolaire est pertinent. Les étudiants sont encore sur la plage ; un grand pourcentage de formateurs également... Le temps de retrouver son bureau, le ranger, faire du vide et se reconnecter aux différentes applications et aux messageries de tout poil. Dans l'IFSI déserté pour l'été, j'aurais le temps... Cette spéculation risque de me détourner de mon ressenti à ce moment-là. J'ai tellement hâte de guérir tout à fait ! Ma reprise, même à mi-temps thérapeutique, signerait ma guérison. Mon impatience aura-t-elle raison de ma petite voix qui me dira s'il est temps, ou pas, de retourner au travail ? Pour l'instant, elle me souffle que l'instabilité de mon état est incompatible avec une reprise. À voir...

Établir un plan A, puis B ou encore C (au cas ou...) représente une double, voire, triple charge mentale. De plus, trop anticiper augmente l'angoisse (mentalisation, exagération, *se faire des films*, voire, ruminer des situations d'échec ou de catastrophe...) entrainant encore un surcroît d'anxiété anticipatoire. Il se peut d'ailleurs, ironie du sort, que les plans soient souvent fabriqués par des personnalités anxieuses dans le but de faire face aux imprévus. La personne en situation d'épuisement professionnel n'a pas les moyens de ce genre de comportements énergivores. Pourtant, la tentation est grande de se tranquilliser et de redevenir d'une efficacité redoutable... Le risque est à conscientiser afin d'être capable de l'esquiver le moment venu. Il est inutile de préciser que ce nouvel apprentissage se fait en remettant cent fois son ouvrage sur le métier...

D'autres apprentissages resteront à faire, dont celui de peser le caractère énergivore du respect de mes convictions profondes. Cela peut inclure des actions telles que défendre mes idées, dire non à des situations qui sont en désaccord avec mes valeurs, et chercher des moyens de vivre selon mes principes. Certes, respecter sa valeur amène de la cohérence et de la congruence, l'ensemble étant probablement positif pour l'estime de soi. Mais, pourtant, respecter ses valeurs peut être énergivore en démultipliant les actions pour y parvenir. Par exemple, respecter l'environnement implique de trier les ordures, ne pas prendre sa voiture pour de petits trajets, manger moins de viande, ne pas gaspiller les ressources et recycler. J'ai été piégée par cette injonction pourtant vertueuse avec l'exemple du tri des bijoux/foulards de ma mère. Ne pas jeter et recycler des biens en excès a nécessité des efforts importants pour moi. Mes valeurs du respect de l'environnement me tiennent tellement à cœur. Elles sont vertueuses à plus d'un titre mais elles ont été très (trop ?) énergivores dans ma situation. Cerise empoisonnée sur le gâteau : ces efforts ne sont pas reconnus par la principale intéressée... Désormais, il s'agit d'apprendre AUSSI « à remettre au lendemain » et de renoncer à une reconnaissance qui ne viendra probablement pas !

Aujourd'hui, peut-être... ou alors demain

Apprendre à reporter les choses prévues est utile dans ma gestion du temps et de ma fatigue. D'abord, il s'agit de repérer les choses que je n'ai pas envie de faire, ou bien celles que je ne peux pas faire pour le moment. Par exemple, je ne me sens pas de fêter mes soixante ans cette année. J'ai TOUJOURS fêté mes dizaines avec faste ! La perspective est inconfortable pour moi et je l'exprime. Des personnes de PsyPRO et une amie me proposent de reporter mes soixante ans à plus tard. Naaann… C'est possible ça ?! Quel soulagement face à cette possibilité ! Ça alors... Je viens de découvrir qu'on n'est pas obligé de faire TOUTES les choses à faire mais de faire SEULEMENT celles que l'on a envie de faire vraiment ! Ouf ! Je reporte donc les festivités en 2024 ou 2025, espérant gagner au passage un ou deux ans au compteur !

Maintenant, je vais un peu mieux et la conduite automobile m'est, de nouveau, accessible. J'accepte l'offre de vente d'un ami randonneur. Il vend sa magnifique Mercédès Kompressor décapotable. Elle est plus récente que celle que j'ai vendue en juillet 2022. Je suis tellement contente de retrouver le plaisir d'être décoiffée par le vent et excitée par la puissance d'un tel moteur. Pourtant, le soir même, ma gorge se serre. Je mets cette perception sur le compte de l'essai décapotée par temps frais. Je dors très mal. Le lendemain, je me sens très mal avec la gorge nouée. Je m'en ouvre immédiatement à PsyPRO. Je peste à l'idée de renoncer à ce projet. Force est de constater que l'achat de cette voiture est la cause de mon angoisse revenue. La psychiatre me propose de le reporter à plus tard. Quel apaisement alors ! J'admets que ce n'est pas le bon timing devant le soulagement ressenti. Allégée d'un lourd poids, à peine frustrée, j'envoie un mail de désistement à l'heureux propriétaire. *Je reporte.* Charge à lui de maintenir la vente du bolide... ou pas.

Dans le même jus, j'envoie un mail de désistement pour ma croisière en Écosse. Oui, j'ai très envie de remonter à bord de l'*Anakena*, le bateau d'exploration polaire d'Éric. Oui, je veux naviguer et explorer l'Écosse depuis la mer. Seulement, je suis en période « mauvais jours ». Je ne me sens pas d'effectuer, seule, mon retour d'Oban, lieu du débarquement. Train, bus, avion sur un temps contraint me semble au-dessus de mes forces actuelles. J'annule... Snif... Enfin, *je reporte* ! Aussitôt, je reconstruis un projet plus conforme à mon état actuel, c'est-à-dire : bus Macron de nuit jusque Perpignan, location d'un appartement avec vue mer et montagne et location d'une toute petite auto non décapotable. Mon séjour de début mai 2023 a été ajusté pour rester bénéfique. S'en est suivie une période d'énergie forte, voire un peu brutale et brouillonne, avec toutes ses conséquences heureuses sur mon mental ! La lenteur de la guérison s'explique mais s'intègre difficilement en moi. Comme j'espère que mon état continue comme ça... mais je sens déjà que non.

En mai, fais ce qu'il te plait !

En mai 2023, je « fête » mon effondrement du 10 mai 2022. En revanche, je ne célèbrerai pas mes soixante ans. On verra plus tard... ou pas. En mai 2023, j'ai trouvé la réponse à l'interrogation suivante : pourquoi la plupart des burn-ouatés craignent-ils de reprendre le travail alors que moi j'y aspire ? Je sais que je n'en suis pas encore capable, mais j'en ai envie ; d'autres font de leur boulot une véritable phobie. Voilà ma découverte : mon talon d'Achille à moi ne situe pas dans mon activité de formatrice mais dans ma relation avec l'organisation administrative maltraitante de certaines institutions. Les mots comme « La poste », « La Sécurité Sociale », la « DRH », le « service des traitements » me font dresser les poils des bras. Je les subis en évitant certains aléas qui ne manquent pas d'arriver : perte des dossiers, mails faussement rassurants, exigence d'attestation d'employeur chez l'un, d'arrêt maladie chez l'autre, imbroglio des organisations publiques et privées, leur « je-m'en-foutisme » parfois... Pourtant, je ne peux pas les esquiver à l'infini car j'ai trop besoin de mes ressources financières. *Ne pas leur parler, ni aller les voir directement... Juste écrire des mails,* me conseille la psychiatre. Soit ! J'écoute et j'applique. Ces conseils très pratico-pratiques semblent simplistes mais ils s'avèrent plutôt utiles ! Hélas, ils ne suffisent pas toujours, car il faut parfois monter au front du présentiel avec un gilet pare-balle. Et là... Gare à moi ! La confrontation avec le mur lamentable de la bureaucratie me met dans un sale état. Je bloque, je pleure, je m'impatiente... avec la perspective de la rechute en filigrane. Je sens alors bouillonner mon impatience, ma révolte gronde face à toutes ces usines à gaz absolument non coordonnées entre elles. Mon impuissance devant l'insurmontable désorganisation des organisations me laisse anéantie. En synthèse, même si je me sens beaucoup mieux certains jours, mon état demeure irrégulier. Je ne suis pas guérie complètement et ma fiabilité me semble trop passagère. En effet, personne ne pourra me garantir un éloignement de ce qui me fait souffrir au travail : le mur intouchable de certaines (dés)organisations.

En mai 2023, ce qui me plait, c'est de réussir à être heureuse et en cohérence avec moi-même.... Et de tout faire pour y rester le plus possible.

... Puis, arrive la fête des mères 2023.

Chapitre 14

En juin, ça craint !

Fête des mères 2023

Début juin, fait-on encore ce qui nous plait ?... Serais-je capable d'organiser un barbecue pour trois personnes ? D'avoir assez d'énergie pour faire les courses, pour coordonner le repas, pour supporter la présence de ma mère qui ne manquera pas de me tacler au hasard de la conversation ? Je ne suis pas sûre ; et surtout, je n'en ai pas très envie. Cette année, nous ne serions que trois pour la fête des mères. Mais, cette année, c'est mon « tour » non ? J'ai toujours le sentiment d'être investie d'une mission envers « les autres » en général.

Le jeudi précédent la fête des mères, j'invite donc ma mère et mon fils à un barbecue. Au téléphone, elle semble préoccupée par un appel qu'elle aurait reçu cette nuit. Elle accuse une vieille voisine atteinte d'un délire de persécution de l'avoir réveillée volontairement. Son humeur semble bonne mais il m'est difficile de comprendre en détail ce qui s'est passé exactement tant ses explications sont décousues. Je l'interroge mais elle s'embrouille. Bref ! Je lui donne rendez-vous chez moi le dimanche midi 4 juin après la messe, vers 12h30, comme d'habitude. Elle me remercie, me demande ce qu'elle doit ramener. Je ne réponds rien. Elle propose une bouteille de champagne. Le jour J, le barbecue est allumé, la table est dressée sous le lilas et les cadeaux sont prêts à être offerts. 12h30, point de mère, ni de grand-mère. Mon fils et moi entamons sérieusement la bouteille de champagne sous un franc soleil. Une coupette, deux coupettes mais toujours pas de maman à l'horizon. Je tente de l'appeler au téléphone.

— Nous t'attendons. Y a-t-il un problème ?

— Aaaahhh ! Je ne savais pas.

— C'est la fête des mères aujourd'hui. Tu as oublié ?

— Non non, je n'ai pas oublié ! lance-t-elle, outragée.

— ... C'est toi qui ne me l'as pas confirmé ! poursuit-elle. Ben voyons !... Moi ! Toujours moi !

— Tu ne m'as pas rappelée. Tu m'as dit que tu allais voir avec Pierre-Antoine, que ce n'était pas sûr !... Je n'ai pas oublié ! insiste-t-elle trop vivement.

— Le 4 juin 2023, c'est la fête de mères. Pas besoin de demander à Pierre-Antoine (rire forcé). Nous t'attendons pour boire une coupette au soleil !

— Ah ben... j'ai déjà mangé moi ! »

Naaan… je n'y crois pas...

— Tu viens quand même ?

— Bon… Ben, j'arrive dans trente minutes, affirme-t-elle.

Je me sens consternée par le cheminement de pensée aberrant de ma mère. Elle pense réellement que je l'aurais laissée seule le jour de cette première fête des mamans amputée de la présence de mon frère. Pour qui me prend-elle au fond ? Une sorcière maléfique ? Ou essaie-t-elle de cacher ce nouvel oubli pour faire bonne figure… en m'accusant sans vergogne de ne pas avoir confirmé l'invitation ? Dans les deux cas, je suis blessée par cet oubli facilement explicable médicalement, mais ô combien caractéristique de son comportement récurrent envers moi ! Maintenant que le déclin cognitif la guette, je vois encore plus ses pirouettes pour me faire porter le chapeau de ses insuffisances. Aucune pitié pour moi et mon burn-out, du moment qu'elle ne perde pas la face ! Faire illusion à tout prix. Ce vieil automatisme, dont je déplore l'injustice encore aujourd'hui, m'atteint comme une gifle cinglante. Pourtant, je me relève. Je me sens me rebeller, bouillir, fuser et attaquer, me défendre… Envers et contre tout, j'essaie de rétablir la vérité, de faire valoir mes droits à la justice, de changer le regard tronqué qu'elle a de moi ! Je ne lâche pas la baballe qu'on m'a lancée. Je tiens bon sans lâcher prise. Je me défends, voire, je tiens tête. Je sens bien que je surréagis, écorchée vive que je suis. J'enrage. Avoir surmonté ma fatigue pour préparer ce barbecue dont elle raffole, avoir été chercher son cadeau malgré la foule, avoir tout fait pour qu'elle soit épargnée, à quatre-vingt-cinq ans, de la contrainte des repas familiaux. Je vais mieux, mais faire ces efforts-là représentent encore une épreuve. Pourquoi je me sens contrainte de les faire alors que je n'en ai aucune envie ?

Malgré cette belle journée censée être festive, je déborde d'une rage excessive, d'un dégoût faisandé, d'un désespoir démesuré ! De toute façon, elle n'ouvrira pas ses cadeaux, ni les miens, ni celui de mon fils. Sa mine renfrognée ne laisse présager rien de folichon comme ambiance. Ses scuds fusent. La contre-attaque est à la hauteur. Une terrible partie de ping-pong malveillant s'engage sans que mon fils ne parvienne vraiment à la stopper. Mes vannes sont ouvertes et l'eau qui s'en écoule ne sent pas la rose. Suis-je en train de réhabiliter la sale gamine d'antan ? Ou, au contraire, j'endosse mon rôle de mauvaise fille avec zèle ?

— Stop ! implore mon fils.

Il est l'heure du dessert : une pâtisserie à la rose justement ! Mais, elle part mettre sa veste et prend son sac à main

— Tu t'en vas ?... Et le gâteau ? Je l'ai acheté pour toi, je te signale !

De plus en plus, j'essaie d'être explicite dans ma communication. J'en ai marre de fermer les yeux et de faire comme si rien ne m'atteignait de ses agissements. Pourtant, ma façon de m'exprimer à ce moment-là n'est pas neutre mais culpabilisante. J'avais tellement envie de lui montrer mes efforts pour la satisfaire, et de pointer son habituel détachement face à ma bonne volonté ! Les chiens ne faisant pas des chats, un scud fuse :

— J'ai ramené des pâtisseries, je te signale. (Sous-entendu : *Je ne suis pas venue les mains vides*). Si on ne les mange pas, tu pourras me rendre mes gâteaux ? (Sous-entendu : *Je me fiche pas mal de ton gâteau à la rose acheté à mon intention. Mes pâtisseries, je les mangerai avec mes copines).*

Après le rangement du jardin et la vaisselle, je sens un gouffre s'ouvrir sous mes pieds. Je n'y arriverai jamais. À quoi bon lutter ? À quoi bon vivre ? Cette pensée morbide m'alerte. Je pense à ma psychologue. *Vous n'obtiendrez pas la reconnaissance que vous attendez.* Cette phrase me suggère qu'il va falloir aller voir ailleurs...

Je téléphonerai demain à PsyPRO pour parler de cette pensée extrême qui a surgi dans ma réflexion à la suite de la journée ensoleillée mais désastreuse. Décidée à ne pas laisser perdurer ce piège se refermer sur moi, j'envisage sérieusement de changer la donne pour une prochaine fois. A l'avenir, ce ne sera plus ma mère qui décidera plus ou moins explicitement de mes agissements. Je commence immédiatement en écrivant un mémo concernant mes dates d'arrivée et de départ pour Saujon 2, ainsi que quelques consignes pour ne pas qu'elle oublie. Surtout, je l'invite à m'appeler une fois par semaine car moi, je ne l'appellerai pas. Je lui laisse le numéro de mon fils et de son filleul en cas de besoin. Voilà. Je lui dis oralement au téléphone. Pas de réactions. Je me sens soulagée d'avoir pris les choses en main et d'avoir posé des limites à nos échanges de façon formelle. Je me sens soudain libérée d'un fardeau qui allège toute ma vie... pour l'instant.

L’aller à Saujon 2 en voiture

Malgré un tas d’aléas autour de l’invitation au mariage de Matthieu et Anne-Sophie, je persiste et signe. Je me rendrai à Rambouillet fêter l’évènement avant de rejoindre les thermes de Saujon J’ai fait les 400 km, non pas facilement, mais agréablement. J’ai réglé mon GPS sur « routes bucoliques et sans péages ». Je suis contente d’être enfin arrivée... sans avoir l’obligation d’appeler ma mère !

L’endroit est somptueux comme une scène de théâtre antique. La nature boisée environnante est grandiose. J’ai hâte de pouvoir me reposer calmement dans ma chambre réservée pour l’occasion, avant d’enchaîner sur les festivités. Pourtant, je devine vite que je ne somnolerai pas. D’abord, l’ambiance est électrique. Tout le monde est occupé à se préparer plutôt activement. Normal ! Un stress joyeux est à son comble pour les organisateurs et la famille proche. Ensuite, je découvre que le maquilleur a choisi « notre » chambre car la lumière est meilleure. Des vêtements sans propriétaires connus sont accrochés à l’armoire. Enfin, « mon » lit est submergé de trousse à maquillage et d’accessoires divers. Soit ! Du côté de la salle de bains commune aux deux chambres, c’est un peu le même problème. En même temps, je ne me sens pas sale... juste un poil fatiguée par l’exploit que je viens d’accomplir : six heures de route d’affilée, pauses comprises ! En attendant de pouvoir me changer, j’observe le travail minutieux des maquilleurs. Je félicite les uns et les autres pour leur élégance, quand le photographe fait irruption et déclare précieux : *Quelle belle lumière dans cette chambre !* Une personne de plus qui adore cette chambre. Le photographe n’a d’yeux que pour la mariée. Il a raison ; elle est splendide. Ils semblent tous s’incruster dans « ma » chambre en cette fin d'après-midi. Boostée par l'adrénaline environnante, je renonce définitivement à m'allonger. Je m'habille devant ce petit monde agité qui semble ne pas remarquer ma quasi-nudité. J'ai même le temps de photographier la maman de la mariée sauter dans sa combinaison en petite tenue.

Quelle belle fête minutieusement préparée ! Tout est parfaitement orchestré. L'ensemble paraît très scénarisé mais la sincérité des uns et des autres transpire de leurs discours. Les coupes de champagne se succèdent au soleil rasant. Le photographe est aux anges parmi les rayons magiques de fin de journée. Il ne cesse de virevolter çà et là, exalté et probablement inspiré. La Belle au bois dormant, elle, lutte déjà contre son meilleur ennemi : l'épuisement. J'envisage l'avenir proche en espérant que mon lit soit débarrassé. Le repas, l'émotion et l'ambiance très festive ont raison de mon état. Je file me coucher à 23H30. Sans rire... C'est mon record de l'année ! Que d'exploits ! La mère de la mariée se couche à 5h30 dans le lit d'en face. Quelqu'un d'autre se glisse au petit matin dans le grand lit. Bien réveillée, je décide de rassembler mes affaires sur le palier pour filer silencieusement à l'anglaise. *Plus vite partie, plus vite arrivée !* se dit l'ancienne « Catherine, machine de guerre ». Dans la voiture, je sens que mes cafés du matin vont me manquer. Je décide de prendre l'autoroute pour arriver à destination plus rapidement. Humm Humm ! Une odeur de brûlé flotte dans l'air... Mauvaise idée bien sûr ! Mes yeux auraient une dangereuse tendance à se fermer sur la route au bout de quelques kilomètres. Je m'arrête assez vite pour boire un double expresso. 50 km plus loin, re-double expresso. Au troisième double expresso, j'oublie mes clés sur le contact et mon sac à main dans l'habitacle en allant chercher le breuvage devenu inefficace. Peste noire ! Je reconnais ce qui arrive... Je n'ai pas récupéré d'hier mais je tire sur l'élastique de ma résistance... comme avant ! En même temps, que faire, coincée sur cette autoroute de malheur ? J'essaie encore pendant 20 km mais mes yeux sont fixés sur la ligne d'horizon de la route, prêts à se fermer. Je ne distingue plus les « détails » comme les voitures de devant. Je décide de m'arrêter sur une aire peu fréquentée. Je me recroqueville à l'arrière de ma voiture sans oreiller, ni couverture. Je m'endors profondément et lourdement, pendant une heure, sous le regard mi curieux, mi amusé des routiers. Je reprends la route (presque) en pleine forme. Ça m'apprendra à crier victoire et à me croire guérie quand je réussis à faire des mini-exploits.

Enfin, j'arrive dans ma location. Les propriétaires m'accueillent chaleureusement. Voilà qui est un bon présage ! Comble de satisfaction quand Didier me demande s'il peut m'aider à décharger ma voiture ! S'il savait comment j'apprécie ce geste... Je suis tellement fatiguée... Je ne parviens pas à tout retenir des consignes pratiques. Éclairage, machine à laver, cafetière, draps... *On verra ça après un p'tit dodo, Marie-Anne.* Ce que je vois, c'est une belle maisonnette spacieuse (yeeesss !), bien décorée (chouette !) et dans un état proche du neuf. Je m'écroule sur le lit (électrique), dans du linge de lit parfaitement coordonné à la pièce. Avant de m'endormir, j'ai juste le temps de penser que j'ai de la chance d'être en sécurité dans cette propriété fleurie et calme.

Le début de l'émancipation

À mon réveil, comme un automatisme venu de la nuit des temps, surgit d'abord un inconfort. Comme l'impression d'avoir oublié quelque chose... Ne plus avoir à téléphoner pour prévenir que je suis bien arrivée me trouble. Pourtant, je suis bien arrivée. C'est l'essentiel... mais comme il n'est plus obligatoire de l'annoncer à la terre entière, je me sens embarrassée, voire fautive. Ma mère m'appelle seulement le lendemain. A-t-elle compris mon petit mémo ? La communication est mauvaise dans tous les sens du terme avec son fixe préhistorique. Je distingue : « Je n'entends rien, ce n'est pas la peine… » Je souris. Elle raccroche. Je n'aurais pas de nouvel appel avant le 24 juin 2023 :

— Allo... C'est moi... ça va ?

— Oui...

— Et toi ?

— Oui oui, ça va très très bien !...

— Je suis contente. Au revoir.

Voilà. Cet appel me surprend. Cet appel est trop bref pour n'être que fonctionnel. Je sens une rage contenue et un ton faussement aimable. « Peu » vaut mieux que « violent ». Peut-être un bon début.... Nouvel appel dans l'après-midi sans je comprenne bien pourquoi. Le ton est moins agressif et la question « Tu vas mieux... ? » est bienveillante. J'entame quelques explications sur les soins thermaux et mes difficultés lors du voyage. Elle met fin à mon récit en disant qu'elle va aller rejoindre ses voisines au soleil dans le parc. Soit. Je me sens soulagée, contente et fière à la fois. Ma position ne changera pas. J'espère que ma relation avec elle progressera dans le bon sens, c'est-à-dire, dans le sens de l'indépendance et de l'authenticité. Pas sûr... Que signifient ces deux appels ? L'un sec et court, l'autre bienveillant et un peu plus long ? S'est-elle ravisée ? A-t-elle craint avoir été trop blessante ? Que comprend-elle ? Qu'oublie-t-elle ? Que garde-t-elle en mémoire ? Quels liens fait-elle entre mes consignes et mon état de santé ? Fait-elle seulement les liens ? Mises à part ces énigmes dont je ne trouverai jamais le fin mot, je suis satisfaite de moi. C'est déjà bien ! Faudra-t-il payer ce sentiment d'émancipation par des conflits ou de la culpabilité ? Je la sens poindre cette vieille canaille de culpabilité quand mon fils m'avoue par SMS qu'il trouvé sa grand-mère confuse et angoissée. Arf... Fautive, je lutte pour ne pas l'appeler. Je tente de refiler le bébé à mon fils, qui me répond, clairvoyant : « Si tu veux faire un truc, M'an, n'en charge pas quelqu'un d'autre que toi-même ! » Bien vu ! Je suis loin de la parole impeccable des accords toltèques[81], ayant acquis dès l'enfance les automatismes d'une communication dysfonctionnelle. En l'occurrence, j'ai besoin de me sentir moins coupable et fautive de mon silence téléphonique, et je demande à mon fils de prendre des nouvelles de sa grand-mère pour me satisfaire MOI. Je l'instrumentalise comme j'ai été instrumentalisée pour servir de réassurance. Incroyable...

Quand les nattes d'une chevelure sont défaites, des frisotis désordonnés et revêches prennent la place du tressage. Il arrive que cent coups de brosse ne parviennent pas à dompter la coiffure ! ... Mais avec de la patience, du temps et une douce pugnacité, les cheveux finissent par se défriser. Ils se libèrent de leur mémoire de forme comme je me libère des injonctions abusives depuis si longtemps installées. Merci à mon hypnothérapeute de Saujon pour ce symbole qui m'aidera à tenir bon la barre du changement fondamental qui s'opère dans ma vie.

Je ne peux pas m'empêcher de comparer Saujon1 et Saujon 2. Au niveau fatigue la différence n'est pas nette. La diminution des oublis et l'enchainement d'actions simples sont sensibles. En effet, la vie d'un curiste est un vrai challenge : se dévêtir et se déchausser, mettre son maillot de bain, son peignoir, ses chaussons antidérapants, son bonnet de bain, mettre ses habits civils dans un casier

---

[81] *Le premier* ***accord toltèque*** *est : « Que votre parole soit impeccable ».*

avec un jeton, partir faire les soins avec un sac contenant une serviette, les clés du casier, et surtout, ne pas oublier le rare et recherché jeton pour le lendemain. Dans ce domaine, il y a du mieux ! L'année dernière, après avoir vérifié plusieurs fois tous les sésames, je suis arrivée à la piscine d'eau thermale nue sous mon peignoir !

A la fin des soins hebdomadaires, je vais boire un grand verre d'eau ferrugineuse, remplir pour le reste de la journée le verre « Je prends l'eau » imprimé en bleu des mers du sud. Chamane m'attend à la porte du jardin. Chacun des aboiements du grand Briard me fait sursauter encore. Je la crains. Elle est si gentille pourtant…

Le lendemain, revient le cérémonial quotidien : vérification de la présence du jeton magique, des *shoes* en plastoc, du nouveau maillot et du programme pour le lendemain. Pas facile la vie de curiste pour la burn-ouatée en convalescence que je suis. Ensuite, dès 9h30, repos, liberté, soleil, mer et insouciance dans un environnement serein et calme. Cette deuxième cure m'apporte beaucoup, notamment la fatigue qui diminue au point de l'oublier. Il faut dire qu'à Saujon, je ne fais pas grand-chose. Je ne randonne plus beaucoup et je participe *a minima* aux fêtes du village. Ces trois semaines de repos/retraite/cure me font vraiment du bien.

Bientôt, le retour en voiture obscurcit un peu mon horizon charentais. J'en discute avec le médecin de la cure. Je réserve une chambre à Évreux pour couper la route à mi-chemin. J'achète des cafés froids. Je ne charge rien sur la plage arrière pour un p'tit dodo éventuel. Il me conseille sans conviction la lecture de près d'un article de journal afin de reposer ma vision loin. Je prends l'idée, n'en ayant pas d'autre, et j'achète *Le Canard enchaîné.* Ça marche un peu... mais le retour s'allongera d'autant ! Moralité : Qui va *sano,* va lentement.

Saujon 2, le retour

Je me suis reposée et détendue à Saujon. Même si je suis un peu inquiète pour la route du retour, je pense avoir mis toutes les chances de mon côté. Je me sens en bonne forme physique et psychique. J'ai réuni tous les outils qui pourraient m'aider à accomplir ce trajet sans encombre et sans trop me fatiguer. Les émeutes de fin juin 2023 battent leur plein mais le choix de mon trajet bucolique, hors autoroute, va sans doute m'en écarter. Les quatre premières heures de conduite, je me sens plutôt bien. J'avale les kilomètres en C4 non décapotable. Surgissant de la route à ma droite, je découvre Saumur et son château-fort haut perché. Pourquoi donc personne ne m'a avertie que Saumur était aussi charmante ?

Stop !

Je déjeune en appréciant le très beau panorama depuis le château. Je repars direction Évreux et mon hôtel d'étape. Une petite sieste sur la banquette arrière, entre Saumur et Évreux, cachée derrière des machines agricoles, me repose les yeux. Je lis Le Canard sans conviction. Je repars, lasse et pressée d'arriver. Je recevrai un premier PV vers 16h pour un mini excès de vitesse, c'est-à-dire, sept heures après mon départ de Saujon. Mon attention s'est volatilisée en chemin.

Arf !

Enfin, j'arrive à mon hôtel. Il se situe dans une zone industrielle d'Évreux qui, d'après l'employée de la pompe, a été l'objet d'émeutes la veille. Du coup, toutes les stations d'essence resteront fermées dans la nuit. C'est bien ma veine ! Du coup, la réceptionniste et moi vidons ma voiture de tous mes bagages pour la nuit, par prudence. Cerise sur le gâteau, l'hôtel bon marché ne possède pas d'ascenseur.

Peste !

Éreintée, je dors comme un loir en plomb pendant dix heures en me réveillant trois ou quatre fois. En plus, je commence à avoir des troubles du sommeil à type de réveils nocturnes.

Re Arf !

Après un solide petit-déjeuner, je file vers le nord. Encore un radar qui n'est pas d'accord ! Il me flashe à 54 km/h vers 14h, après cinq heures de conduite.

Peste noire !

J'en déduis, amère, que trois heures et demie/quatre heures est ma limite de concentration, même après une cure thermale de trois semaines en repos complet. Dès lors ces limites de mon temps de conduite conscientisées, je fais le lien avec mon temps de concentration en situation de travail, et en particulier, avec mon temps de pédagogie directe (cours magistraux, TP, TD...). A J+13 mois, j'annule définitivement ma reprise envisagée mi-aout.

Re peste noire !

J'annule donc aussi mon aller-retour éclair à Perros-Guirec de mi-juillet.

Perros-Guirec

Ça, c'est sans compter sur la pugnacité de mes chers amis belges ! Ils décident de venir me chercher quand je leur annonce ma décision de décliner leur invitation.

— Qu'importe ! affirment-ils.

Ils passent me prendre chez moi comme une princesse. Merveilleux. Je suis contente d'être en leur compagnie rassurante. Avec eux, je suis en terrain connu. Tant de souvenirs nous réunissent. Je suis ravie aussi de retrouver notre amie commune, Béatrice, à Carolles. Elle nous accueille pour la nuit dans son paisible village de la côte normande. Nous fêtons nos retrouvailles autour de coques, huîtres et autres fruits de mer. Hélas, vers 23h30, je suis écrasée de fatigue. Je n'ai pas conduit, et pourtant… Je monte me coucher discrètement pendant que mes joyeux amis goutent un calvados de derrière les fagots normands.

Nous reprenons le chemin vers les Côtes-d'Armor après cette halte chaleureuse. A Louannec, nous découvrons avec ravissement une petite maison bretonne nichée dans un ancien corps de ferme entre bois et côtes de granit rose. La vue panoramique sur l'archipel des Sept Îles est fabuleuse. Nous y passerons de belles soirées calmes et fraîches, alors que toute la France, en pleine canicule, sue sang et eau. La nature et les animaux de la ferme nous entourent de leur présence à la fois sonore et tranquillisante. A la campagne, les bruits de la nature n'agressent pas l'oreille humaine. On se tolère. Les poules mangent nos déchets ; les chevaux, notre pain sec. D'ailleurs, quand ils ne font pas de bruit, le silence m'étourdit presque. À moins que ce ne soit l'excellent whisky de Jean-Louis. Je me sens bien dans la douce quiétude de ce coin de verdure avec vue sur la mer. Quelle sérénité…

— Serais-je guérie ? me risqué-je à penser.

Cinquième partie
Guérie *or not* guérie ?

Chapitre 15

Plutôt encore malade que guérie

De retour de Perros-Guirec, je me sens pleine d'énergie. Envie furieuse de rénover, d'embellir. Me sentant guérie, j'achète de nouveaux meubles et me débarrasse, ingrate, de mon canapé emblématique de mon épuisement. Surtout, j'ai envie de RANGER et mettre de l'ordre. Mon garage est à l'abandon depuis 15 mois. Je trouve Patrick, en demande d'emploi, pour m'aider à ranger et repeindre ledit garage. Il vient travailler deux jours pleins pendant lesquels il bouge les meubles et peint murs et plafond. Moi, je nettoie, aspire, balaye, me calant sur le rythme de ce peintre expérimenté. Je suis fourbue à la fin du premier jour, détruite au second. Sans doute déréglée par ces efforts, je me cogne le petit orteil sur les pieds du remplaçant de *Morphlée*. Vengeance sournoise d'un canapé délogé ?

— Première phalange du 5e orteil fracturé ! diagnostique fièrement le radiologue, comme si j'avais gagné au Loto. Le médecin généraliste conseille :

— Plus de randonnée pendant six semaines.

De toute façon, mon pied ne se sent à l'aise que dans des tongs. Heureusement, c'est l'été. Devant ma fatigue toujours bien présente à J+15 mois, le médecin me prescrit un bilan sanguin complet. Je reçois les résultats sur Internet : Cholestérol au zénith, probable anémie macrocytaire, gammaglobulines[82] dans les chaussettes. Je souffre d'un déficit immunitaire flagrant. Je sais pourtant que le phénomène est fréquent dans le burn-out. En

[82] *Il s'agit de protéines dans le sang qui servent au système immunitaire pour se défendre contre les agressions des microbes.*

théorie, le constat est gentiment psychosomatique… donc peu démonstratif. Le voir écrit noir sur blanc sur mes résultats sanguins le rend méchamment grave. Je flippe d'un coup pour ma santé physique. Certes « supercondriaque », je me demande si un individu peut survivre avec de tels résultats biologiques. L'académie de médecine n'a pas l'air de s'inquiéter. Moi, je suis dévastée. Du coup, mon traitement journalier s'allonge doucement mais sûrement : un antidépresseur dont le sevrage est reporté devant mon anxiété à ce jour, une statine pour l'hypercholestérolémie, des vitamines en tout genre, un anxiolytique pour les réveils nocturnes. Si le burn-out n'est pas une maladie, quid de tous ces remèdes ?

Alors guérie or not guérie ?... Force est de constater que je ne suis pas encore au top malgré toutes mes initiatives et essais de rétablissement. J'ai encore des signes qui pourraient handicaper mon exercice de formatrice en raison de ma fatigue physique et psychique. C'est dommage car le passage dans mon bureau à l'IFSI pour une visite de courtoisie en août m'avait fait du bien. J'avais déjà prévenu que mon retour mi-aout serait probablement reporté. A ce jour, je reste très fatiguée, et parfois, épuisée. Je dors un minimum de dix heures par nuit. Même si mes nuits sont interrompues au moins trois ou quatre fois, je me rendors assez vite. Nouveauté de l'automne 2023, j'ai très mal aux intestins et à l'estomac. Un météorisme abdominal me fait ressembler à une femme enceinte de 7 mois chaque fin de journée. Ça c'est inédit... et peu glamour. Un pansement gastrique fait son entrée dans la liste de mes traitements ! C'est la tournée du pharmacien !

— Ulcère de stress ! parie le généraliste.

Faire face à ces nouveaux problèmes de santé me déprime. Me voilà malade de vraies maladies !

Psychologiquement, je suis redevenue hypersensible et m'effondre pour des détails. Sortir faire des courses, assister à un repas entre amis, demander de l'aide, tout m'angoisse. J'ai tellement peur d'être agressée alors que je me sens si fragile et à vif.

Tout à coup, je me (re)sens en grand danger.

Chapitre 16

La fin de PsyPRO

Depuis mi-septembre 2023, mon cocon à PsyPRO ne pourra plus m'aider, me protéger ni me tenir la main. Pourquoi en ai-je tant besoin ? J'ai peur d'être lâchée dans la nature sans cet airbag confortable, constitué de professionnels bienveillants. En effet, je me sens la proie de potentiels agresseurs. Bien à tomber, mon fils, qui habituellement m'est d'une grande aide, me blesse par son refus de porter mes nouveaux meubles achetés afin d'immortaliser mon « exploit de 2023 » : la guérison. Il affirme : *Là tu abuses !* Il ne veut pas que « j'abuse » de lui ? Est-ce que j'abuse vraiment de lui ? Il se sent pourtant abusé. Je me sens monstrueuse, handicapée et détestable. Un grand vide se dresse sous mes pieds. C'est ma faute si ce grand dadais se sent abusé. Je suis une sale mère en plus d'être une sale gamine. C'est acté. C'est de ma faute. Il m'abandonne aussi… et il fait bien. Il est grand temps qu'il s'occupe de LUI, au lieu de s'occuper de MOI.

Je sens que je sombre.

Dans ces moments de profond désespoir, je me pose des questions : serai-je un jour guérie ? Ne dois-je pas accepter les séquelles récidivantes de mon effondrement de mai 2022 ? En effet, mes symptômes sont mouvants et capricieux. C'est démoralisant. Certains jours noirs me découragent vraiment. L'idée de stopper ces montagnes russes m'arrive à l'esprit malgré moi. Elles font irruption dans ma tête. Que tout ça s'arrête. Que TOUT s'arrête ? L'angoisse arrive vite et me contraint à me mettre en position fœtale, à me recroqueviller dans ma maison fraichement remeublée pour célébrer ma soi-disant guérison. Tu parles… Mi-septembre 2023 septembre, je n'ai plus envie de rien ; mon énergie s'enfuit à toutes jambes devant le vide nauséabond de mon gouffre intérieur. Je pleure à chaudes larmes. Vais-je devoir faire face à une dépression à présent ? À qui en parler, dès lors que PsyPRO ne m'accompagne plus ? Vais-je retourner voir « ma » psychologue dans son cabinet privé ou « mon » interne en psychiatrie qui change tous les six mois ? Cette fois, je retombe tellement bas que je pense que je vais mourir d'une mort naturelle. Trop, c'est trop. Ce n'est pas une montagne russe de plus, c'est une rechute non ? Je perds pied. J'annule les quelques projets que j'ai pour les jours suivants.

Trois jours au fond du trou.

Finalement, je survis. Le soleil revient avec la canicule de septembre. Je sens l'espoir qui renait, l'énergie qui revient, toujours aussi brouillonne. C'était donc un bas. Ouf ! Je projette déjà mes relevailles, comme on dit dans les églises[83]. J'ai expulsé, au forceps, une idée morbide… Soit ! Maintenant, je reprends la maitrise de ma vie.

Jusqu'à quand ? … Un jour à la fois.

C'est un planning *fait maison* qui remplacera le planning de PsyPRO. Je l'ai concocté sur une idée de la psychiatre à qui j'exprimais le vertige face à mon manque de repères depuis la fin de l'HDJ. En effet, je me sens planer au-dessus de ma vie, sans être certaine d'avoir les ailes assez solides pour ne pas chuter en piquet. Je ficèle mon emploi du temps comme un ministre à mi-temps thérapeutique :

– Randonnée : Mardi, jeudi et dimanche après midi

---

[83] Cérémonie d'action de grâces lorsqu'une femme retourne à l'église pour la première fois après ses couches.

– Aquagym : Mardi midi et vendredi midi
– Cinéma : Mercredi
– Lundi et vendredi restent des pages d'une blancheur immaculée, mais inquiétantes, sur mon agenda. Ces deux jours-là font place à la liberté, la douceur de vivre et l'improvisation. Soit. Comme il est doux d'être contenu avec un emploi du temps bien douillet…

Chapitre 17

ARF !

C'est justement sur une page blanche de mon agenda d'octobre 2023 que ma mère m'appelle :

— Je te téléphone pour te demander quel jour on est aujourd'hui ?

— Le jour du marché, c'est à dire, lundi ! Pourquoi ? lui demandais-je, surprise.

— Tout le monde dort et j'attends ton père pour faire du café.

— Mon père ? Tu veux parler de ton mari ?

— Bien sûr ! Pas du facteur ! plaisante-t-elle.

— Tu parles de mon père décédé en 1979 ?

— Ah ben oui… C'est vrai ! Bon ben… Si c'est bien lundi aujourd'hui, je vais aller sur le marché. Merci du renseignement ! Tu sauras te laver toute seule ? Tu es grande maintenant…

— Attends-moi maman ! Ne bouge pas, j'arrive !

Et j'arrive. J'arrive tous les jours de la semaine d'après, voire plusieurs fois par jour. Depuis ce lundi, les pages de mon agenda ont subi un changement de *timing* fulgurant. Finis les randos, le ciné, la piscine. Tout pour elle, rien pour moi ! En effet, brutalement, ma mère évolue dans un monde parallèle qui n'est plus raccord avec notre réalité à nous. Toujours un poil en décalage dans le temps et dans l'espace. Elle vit l'enfer de la confusion mentale aussi. Parfois, elle s'en rend compte et rit avec nous de ses dérapages ! Seul point positif : elle ne me rend plus responsable de ses erreurs ou maladresses… enfin… beaucoup moins souvent ! Pour l'instant. D'autres fois, elle se demande à quelle époque elle vit, si les personnes de son entourage sont adultes ou encore enfants. Son lieu de résidence change parfois au gré de la journée.

Pour l'instant, elle prend tout mon temps libre de convalescente car je l'aide à maintenir sa vie à domicile grâce à plusieurs aides médicales, logistiques et financières. Ces aides, qu'il me faut essayer de mettre en place, sont aléatoires, mais surtout, lourdes à mobiliser. Ce sont des mammouths à faire avancer sans les brusquer, avec patience. Ces démarches m'amènent à frôler mes limites aussi récentes que fragiles.

Je suis bien placée pour savoir que, quand la mémoire s'envole, se repérer dans le temps et dans l'espace est un challenge au quotidien, coûteux et angoissant. Ce « seul » handicap perturbe les activités quotidiennes les plus infimes, comme le tri des denrées périmées, le ménage, la prise des traitements, le rythme des toilettes… Un chapitre entier de ce livre permet de se rendre compte des effets des troubles cognitifs sur la vie quotidienne. Sa maladie grignote son autonomie pour les gestes les plus courants à l'image des plaques d'athéromes qui grignotent ses artérioles cérébrales. En revanche, ma charge mentale à moi augmente au fil de l'aggravation de ses troubles.

Depuis, je pense pour deux afin de pallier à ses oublis : les rendez-vous, les repas, son hydratation, l'IRM. Ma mémoire retrouvée lui sert de déambulateur mental. Je l'appelle plusieurs fois par jour pour qu'elle n'oublie pas les gestes essentiels et les rendez-vous. Jusqu'où y parviendrai-je ? Aaahhh flute, il y a aussi les clés à reproduire pour les différents intervenants à domicile, la voiture à immobiliser, la cave à débarrasser… Je ne vois pas le bout du tunnel.

Le pronostic quant à l'évolution de sa démence vasculaire est plutôt sombre. La question du « guérie *or not* guérie ? » ne se pose plus pour elle. Dans mon cas, elle reste d'actualité mais elle est devenue peut-être un peu moins appropriée. Pourtant, je dois redoubler de vigilance pour ne pas rechuter. J'ai encore de gros progrès à faire pour être mesurée dans mes actions. Je me méfie de moi car il y a tellement à faire dans cet appartement surchargé de quatre-vingt-cinq ans de vie. Il est organisé pour une personne, certes âgée, mais très autonome, dynamique et sensée.

À ce jour, il FAUT le sécuriser, le nettoyer de fond en comble, le désencombrer. Le tout dans l'urgence. Il FAUT l'adapter tout en le laissant confortable et douillet. Il FAUT respecter sa volonté de rester à domicile. Il FAUT…

Je n'ai pas écrit un chapitre là-dessus plus avant ? Bien sûr que si… Mais c'est comme s'il n'avait servi qu'à mes lecteurs. Je le sais mais je retombe dans mes travers. Il faut dire que les projets tournent en boucle dans ma tête. Il y a encore les tapis à enlever, le rendez-vous d'IRM à avancer... S'en suis une surabondance d'actions menées par moi, toutes aussi indispensables les unes que les autres, une cascade de démarches médico-sociales, un ouragan de mails, de coups de fil, de recherches d'informations. Les rendez-vous à prendre se multiplient, les bilans sanguins et urinaires pour écarter une défaillance physique s'imposent, la recherche d'une infirmière, d'une femme de ménage, puis d'une deuxième car c'est très encrassé... Ces actions pressées embolisent mon temps. Les robinets fuient, les lustres clignotent, une personne de plus de 70 kilos (de large) ne parvient à passer dans les couloirs… le brancard du SAMU encore moins ! En plus des vieux tapis, je constate que les sols des chambres sont encombrés de nombreuses boîtes de chaussures, de centaines de vêtements qui attendent les beaux jours sur une forêt de portants, des manteaux et autres accessoires dépassent des cinq armoires bondées… Il FAUT les virer car la téléalarme n'est pas encore fonctionnelle en cas de chute. L'enfer des bijoux/foulards recommence puissance mille !

Dans la cuisine, le frigo et les placards regorgent de denrées périmées ; des boîtes de conserve ont explosé et les mouchettes se régalent. Je ne sais plus où donner de la tête, des yeux, des neurones, du balai, du chiffon…

Aïe aïe aïe ! Ça sent encore et toujours, le brûlé par ici.

Chapitre 18

OUF !

Une fois de plus, un(e) psychiatre va me sauver la vie.

Le lendemain, j'ai rendez-vous avec ma nouvelle thérapeute. Je ne la connais pas car c'est une interne en psychiatrie qui commence son stage de six mois à la MGEN. Elle a très bien étudié mon désormais gros dossier. Les transmissions entre les deux praticiennes ont été au top. D'emblée, je sens qu'elle a flairé le danger suite au récit de l'aggravation brutale de l'état de santé de ma mère. Nous passons une bonne heure à réfléchir comment alléger ma charge mentale tout en sécurisant l'appartement maternel. Nous convenons d'une fréquence à adopter et d'une priorisation pour les nombreuses tâches à réaliser. Elle me propose aussi d'avoir deux agendas : un pour moi, un autre pour ma mère. Dès lors, je sais que cette petite « nouvelle » va être ma copine. La confiance s'installe en quelques minutes. Je me sens soulagée car accompagnée de main de maître. Elle me laisse déterminer la fréquence des allers-retours chez ma mère, puis répartir équitablement mes temps de repos chez moi.

J'ai le sentiment de faire du bon boulot avec son aide, et surtout, de ne pas foncer dans le mur d'une probable rechute. Une nouvelle fois, je pense : Comme il est doux d'être contenu par un emploi du temps bien douillet et structuré.

Ouf ! Je l'ai encore échappé belle !

La mise en pratique de ces emplois du temps se confronte souvent à la dure réalité. Elle n'est pas aussi idéale que notre planification théorique, mais elle reste contenante. D'autant que ma mère attribue tous les bouleversements de sa vie quotidienne, devinez à qui ? À bibi bien sûr !

Passer d'un MMS[84] de 26/30 à celui de 19/30 ébranle un quotidien bien huilé. Personne n'aime changer ses habitudes, mais que faire d'autre ? C'est violent pour elle, mais aussi pour moi. Chaque moment passé avec elle est l'occasion de repenser au chapitre de ce livre intitulé : *Fais du bien à un baudet et il te pète au nez.* C'est très dommage car j'ai conscience de passer des moments précieux avec elle. Pourtant, à chaque blessure qu'elle m'inflige, je saigne et me rebelle comme un animal blessé.

Parfois je ris de ses réflexions. L'humour me sauve de beaucoup de situations délicates. Par exemple, lors du rendez-vous pour l'IRM cérébrale, elle s'excusera d'avoir oublié sa carte vitale en disant au radiologue :

— Non non docteur... L'IRM, c'est pour ma fille, pas pour moi !

Aussi, elle raconte aux auxiliaires de vie que je bouge tout dans son appartement et que c'est pour ça qu'elle ne retrouve pas son frigo. Les plats du traiteur sont découverts dans les armoires avec une laitue en décomposition. Les mouchettes se lèchent les babines.

Pourtant, la plupart du temps, je ne ris pas car, même les mouchettes, c'est de ma faute !

— Il faut laisser faire la nature et ne pas tuer les insectes ! me reproche-t-elle, nouvelle adhérente active de l'écosystème local. Aussi, il paraît que ça lui fait mal au

---

[84] *MMS : Le mini-mental state (MMS) ou mini-mental state examination (MMSE) est un test d'évaluation des fonctions cognitives et de la capacité mnésique d'une personne. Le MMS est employé à visée d'orientation diagnostique devant une suspicion de démence. Un score sur 30, inférieur ou égal à 24 points, permet d'évoquer un état de conscience altéré et d'orienter vers le diagnostic de la démence.*

cœur que je dise que son appartement est sale et mal rangé. Je ne le dirai plus donc... et retrousserai mes manches au-dessus de mes gants de ménage. Au fond de moi, j'enrage car j'ai dû jeter des sacs et des sacs de denrées périmées pour m'entendre me menacer des feux de l'enfer :

— Je vais le dire à Mr le curé que tu jettes de la nourriture alors que les pauvres meurent de faim !

Je suis la méchante, comme toujours. Je suis en colère d'une vieille colère rassise (voire périmée aussi ?), je le sens. Je joue mon vieux rôle de « sale gamine » à la perfection depuis tant de temps. Pourtant, le gériatre a beau m'informer que l'aidant naturel tient toujours le mauvais rôle, mon agacement revient à chaque scud. Peut-on encore parler de scuds devant des propos aussi confus ? Moi, j'ai l'impression que leur effet est pire encore. Par exemple, quand son amie d'enfance de 92 ans l'appelle au téléphone, elle dit sans sourcilier :

— Je te rappelle car mon auxiliaire de vie et mon petit-fils sont là !

Moi, non ? Je suis là depuis trois heures. Je trie ses innombrables vêtements dans la poussière et la naphtaline, mais elle oublie de signaler ma présence à son amie. Certes, ce n'est pas une agression, c'est juste une omission qui me blesse. Dans une première hypothèse, je touche du doigt la réalité suivante : elle ne me calcule pas, comme disent nos jeunes. Je n'existe pas. Du coup, je me vexe plus ou moins silencieusement. Ma seconde hypothèse est que je fais tellement partie de sa vie, qu'elle m'assimile à elle. Pas la peine de signaler ma présence, je suis son nouveau bras droit surnuméraire de substitution. Avant l'AVC aussi, elle avait cette tendance à se confondre avec moi, un peu comme par procuration. Je l'ai surprise plusieurs fois à dire à des rencontres de passage :

— Nous, nous avons deux chats noirs !

— Non maman ! Ce sont les MIENS ! aboyé-je.

Nom d'un chien ! Mes deux chats noirs n'en croient pas leurs oreilles pointues non plus.

Quelle que soit l'hypothèse, moi, je me défends ; je lutte contre et je peste, pour finalement, me faire mal en me fracassant contre un mur en béton armé. Je devrais lâcher le morceau mais je suis entêtée et pugnace. Je sais pourtant que la pugnacité confine à la violence quand elle ne respecte pas les individus, en l'occurrence moi-même. En règle générale, ma colère reste là, accrochée comme une moule à son rocher. Seule la présence de mon fils à mes côtés, m'apaise un peu. Il sait rester bienveillant contre vents et marées. Il ne répond pas à la violence par la violence. Pas moi !

Un jour, j'espère me débarrasser du poids de cette colère malsaine et empoisonnée. Téléguidée presque... Comme si c'était l'histoire de ma vie...

Heureusement, ma thérapie n'est pas finie...

En guise de conclusion

Il n'y aura pas de conclusion à ce livre. En tout cas, ce ne sera pas une conclusion de type *Happy end.* Pour l'instant, suis-je guérie, ou en rémission, ou encore en convalescence ? *That is the question !?*

Il y aura peut-être un tome 2. Il racontera la fin de ma convalescence ? une rechute ? ou un échec que j'imagine déjà cuisant ? Plusieurs rechutes ? ou encore, une vraie guérison ? À ce jour, peut-on imaginer une pensée aussi binaire que celle du « guérie » ou du « malade » ? N'y a-t-il pas des nuances plus fines en ce qui concerne l'état des futurs ex-burn-ouatés ? Un questionnement foisonnant, mais passionnant, envahit mon cerveau. Comme d'hab.

STOP

Structure, organisation, synthèse et priorisation : Je conclurai donc avec deux questions simples :

1. **Faut-il attendre une « guérison » pour finir cet ouvrage ?** Difficile, car je ne sais pas à quoi m'attendre justement. En plus, il y a urgence à diffuser ce récit. Toutes les raisons qui m'ont poussée à l'écrire sont les raisons pour le publier le plus vite possible. Je ne considère pas cet ouvrage comme un outil de santé publique ; Il s'agit d'un témoignage. En revanche, il pourrait aider d'autres personnes à ne pas tomber dans le piège de l'épuisement professionnel ou à soutenir ceux ou celles qui y sont déjà tombés en les comprenant mieux. Enfin, vous l'aurez compris, je n'aime pas attendre.

2. **Faut-il tenter de reprendre mon activité professionnelle en ce début d'année 2024 ?** En effet, je ne suis plus épuisée, ni embrouillée depuis un bon

mois. Quel bonheur ! Je sens bouillonner mes émotions et mon énergie mais je gère à peu près l'affaire. Seul mon sommeil n'est pas redevenu comme avant. Avec l'accord des médecins qui me suivent, je rédige timidement ma demande de reprise de travail à mi-temps thérapeutique. Même si je ne suis pas certaine de mon aptitude à enseigner, je suis d'accord pour tenter une reprise pour le début de l'année 2024, après dix-neuf mois d'arrêt de travail. En revanche, une chose est sûre : j'ai encore besoin de l'aide du système de santé, des médecins et des autres professionnels experts afin de réussir mon retour dans la formation des infirmières. D'ailleurs, ma psychiatre de PsyPRO, lors de la consultation de fin d'hospitalisation, propose de m'inclure dans un groupe *Résilience de soirée* pour 7 séances de 17h à 20h pendant 7 semaines. Si je suis d'accord ? .... Mais carrément ! Je l'écris humblement : J'ai encore tellement besoin d'être tenue par des mains bienveillantes et professionnelles[85].

S'en sortir seule, *mais jamais sans les autres*[86] !

---

[85] *Merci au système de santé français et à ses professionnels pour m'avoir permis d'être soignée aussi bien. Ma reconnaissance est peut-être démodée mais elle est authentique.*

[86] *Clin d'œil personnel au Pr Philippe Carré et au Pr Olivier Las Vergnas. « Apprendre seul, mais jamais sans les autres » est une phrase résumant la notion d'autoformation, utilisée ici pour illustrer la place d'autrui dans la santé des individus.*

Table des matières

BIBLIOGRAPHIE

Amalya, L. (2021). *Le calme après la tempête : Témoignage de l'épuisement professionnel d'une responsable en ressources humaines en milieu hospitalier*. Paris, France : Librinova.

Bargibant, C. (1998). *Le cadre de santé au bloc opératoire : Quelles stratégies pour faire face ?* (Mémoire de l'institut des cadres de santé non publié). Loos, France.

Bargibant, C. (2004). *De l'observation comme outil dans la construction des apprentissages expérientiels : le cas de la pédagogie par alternance dans l'apprentissage des soins infirmiers* (Mémoire de master 1 non publié). Université de Lille, France.

Bargibant, C. (2014). *État des lieux de la recherche en soins infirmiers. Impact de l'universitarisation sur l'autonomie de la recherche en soins infirmiers* (Mémoire master 2 non publié). Université de Lille, France.

Bargibant, C. (2018). L'erreur est utile à l'apprentissage. *Soins cadres*, *n° 107*, pp.52-57.

Bargibant, C. (2019). *Regards sur l'expérience des adultes en études promotionnelles : le cas des aides-soignantes en formation infirmière*. Éducation. Université de Lille, 2019. Français. ⟨NNT : 2019LILUH055⟩. ⟨tel-02509060⟩

Bargibant, C (2020) *Applaudir les étudiants en santé aussi !* Consulté 17 août 2023, à l'adresse https://www.ethique-hdf.fr/detail-article-covid-19/?tx_news_pi1[news]=681&cHash=dd2fd3eaeec27b6976caf64bf706fe6f

Bargibant, C. (2020). « Les préjugés : un frein à l'apprentissage », *Éducation Permanente,* n° 225. p. 161-170.

Baumann, F. (2006). *Burn out : Quand le travail rend malade ; [Causes, prévention, solution, cas concrets]*. Lyon, France : J. Lyon.

Delamaire, M. et G. Lafortune (2010), « Les pratiques infirmières avancées : Une description et évaluation des expériences dans 12 pays développés », *Documents de travail de l'OCDE sur la santé*, n° 54, Éditions OCDE, Paris, https://doi.org/10.1787/5km4hv77vw47-fr.

Deroni, C. (2022). *Au cœur du burn-out : Un témoignage pour mieux comprendre*. Paris, France : Books on Demand.

Dupont, M.-E. (2022). *L'anti-mère*. Paris, France : Albin Michel.

Estryn-Behar, M. (1997). *Stress et souffrances des soignants à l'hôpital*. Paris, France : ESTEM.

Estryn-Behar, M. (s. d.). *Agir sur les risques psychosociaux des professionnels de santé*. Groupe Pasteur Mutualité. Consulté à l'adresse : http://www.souffrancedusoignant.fr/images/PDF/risques_psychosociaux_bd.pdf

Forward, S. (2019). Ces mères qui ne savent pas aimer : Apprendre à dépasser le traumatisme. Paris, France : Marabout.

Guillemard J. (1988). Histoire des infirmières : tome 2 (p. 173-174). Paris, France : Croix Rouge Française.

Ide, P. (2021). *Le burn-out : Une maladie du don*. Paris, France : Éditions Emmanuel.

Hesbeen, W. (2005). *Prendre soin à l'hôpital - Inscrire le soin infirmier dans une perspective soignante*. Paris, France : Masson.

Kalampalikis, N. (2003). L'apport de la méthode Alceste dans l'étude des représentations sociales. Dans J.-C. Abric (dir.), *Méthodes d'étude des représentations sociales*. (p. 147-163). Paris, France : Ères.

Kikka. (2022). *Je ne te pensais pas si fragile : Une histoire indispensable à tous ceux qui souffrent au travail.* Paris, France : Groupe Eyrolles.

Knibiehler, Y., & Leroux-Hugon, V. (1984). Cornettes et blouses blanches : les infirmières dans la société française, 1880-1980. Paris, France : Hachette littérature.

Le Bars, C., & Molinier, P. (2022). *Réussir son burn-out : Récits de résistantes*. Paris, France : Ères.

Loubère, L. et Ratinaud, P. (2014). Documentation IRaMuTeQ. 0.6 alpha 3. Version 0.1. *Iramuteq*. Consulté à l'adresse : http://www.iramuteq.org/documentation/html

Nadot, M. (2012). Recherche fondamentale en sciences infirmière. La recherche historique sur les fondements d'une discipline. *Recherche en soins infirmiers*, 109, 50-55

Maslach, C., Jackson, S. E., & Leiter, M. P. (1997). Maslach Burn-out Inventory: Third edition. In C. P. Zalaquett & R. J. Wood (Eds.), *Evaluating stress: A book of resources* (pp. 191–218). Scarecrow Education

Parent, F. et Jouquan, J. (2013). *Penser la formation des professionnels de la santé : une perspective intégrative.* Bruxelles, Belgique : De Boeck Université.

Pezé, M (2010) *Ils ne mouraient pas tous mais tous étaient frappés. Journal de la consultation « Souffrance et travail » : 1997-2008* ([2e édition]). Paris, France : Flammarion.

Pezé, M. (2022). *Prévenir et soigner le burn-out : Pour les nuls*. Paris, France : First Éditions.

Ratinaud P. (2009). Iramuteq Interface de R pour Analyses Multidimensionnelles de textes et de questionnaires. Récupéré le 16 décembre 2015 sur le site d'Iramuteq : http://www.iramuteq.org

Ruiz, M., Clerc, O., & Séjournant, M. (2016). *Les quatre accords toltèques : La voie de la liberté personnelle*. Paris, France : Jouvence éditions.

Van der Kolk, B. (2018). Le corps n'oublie rien : Le cerveau l'esprit et le corps dans la guérison du traumatisme. Paris, France : Albin Michel.

Zawieja, P., Marmion, J.-F., & Mademoiselle Caroline. (2023). *Les rescapés du burn-out : Comment surmonter le mal du travail*. Paris, France : Les Arènes.

Pour contacter l'auteure :
cath1963@free.fr

Structures éditoriales du groupe L'Harmattan

L'Harmattan Italie
Via degli Artisti, 15
10124 Torino
harmattan.italia@gmail.com

L'Harmattan Hongrie
Kossuth l. u. 14-16.
1053 Budapest
harmattan@harmattan.hu

L'Harmattan Sénégal
10 VDN en face Mermoz
BP 45034 Dakar-Fann
senharmattan@gmail.com

L'Harmattan Cameroun
TSINGA/FECAFOOT
BP 11486 Yaoundé
inkoukam@gmail.com

L'Harmattan Burkina Faso
Achille Somé – tengnule@hotmail.fr

L'Harmattan Guinée
Almamya, rue KA 028 OKB Agency
BP 3470 Conakry
harmattanguinee@yahoo.fr

L'Harmattan RDC
185, avenue Nyangwe
Commune de Lingwala – Kinshasa
matangilamusadila@yahoo.fr

L'Harmattan Congo
219, avenue Nelson Mandela
BP 2874 Brazzaville
harmattan.congo@yahoo.fr

L'Harmattan Mali
ACI 2000 - Immeuble Mgr Jean Marie Cisse
Bureau 10
BP 145 Bamako-Mali
mali@harmattan.fr

L'Harmattan Togo
Djidjole – Lomé
Maison Amela
face EPP BATOME
ddamela@aol.com

L'Harmattan Côte d'Ivoire
Résidence Karl – Cité des Arts
Abidjan-Cocody
03 BP 1588 Abidjan
espace_harmattan.ci@hotmail.fr

Nos librairies en France

Librairie internationale
16, rue des Écoles
75005 Paris
librairie.internationale@harmattan.fr
01 40 46 79 11
www.librairieharmattan.com

Librairie des savoirs
21, rue des Écoles
75005 Paris
librairie.sh@harmattan.fr
01 46 34 13 71
www.librairieharmattansh.com

Librairie Le Lucernaire
53, rue Notre-Dame-des-Champs
75006 Paris
librairie@lucernaire.fr
01 42 22 67 13

www.ingramcontent.com/pod-product-compliance
Lightning Source LLC
LaVergne TN
LVHW010019081026
849535LV00016B/1544
9782336440767